儿童家庭安全用药问与答

黎月玲　黄绍林　主编

科学出版社

北京

内 容 简 介

全书共有五部分：第一部分介绍了儿童的生理和病理特点、用药特点及用药存在的问题等；第二部分介绍了儿童安全用药的基本概念、总体原则与总体注意事项等；第三部分介绍了儿童常用的各类药物的安全使用知识；第四部分介绍了儿童常见病、特殊疾病的安全用药知识；第五部分介绍了儿童常用的口服、外用药物的安全使用知识。

本书以问、答形式，简明扼要地向家长呈现他们所关心的儿童用药相关知识，基本涵盖了儿童家庭安全用药的相关问题，有助于提高家长对儿童安全用药重要性的认识，更好地掌握儿童家庭安全用药方法、途径与技巧。

本书适合非专业人员——儿童家长等参阅。

图书在版编目（CIP）数据

儿童家庭安全用药问与答／黎月玲，黄绍林主编
. —北京：科学出版社，2021.1
ISBN 978-7-03-066696-3

Ⅰ.①儿…　Ⅱ.①黎…②黄…　Ⅲ.①小儿疾病—用药法—问题解答　Ⅳ.①R720.5-44

中国版本图书馆 CIP 数据核字（2020）第 214908 号

责任编辑：周　倩／责任校对：谭宏宇
责任印制：黄晓鸣／封面设计：殷　靓

科学出版社 出版
北京东黄城根北街 16 号
邮政编码：100717
http://www.sciencep.com

南京展望文化发展有限公司排版
江苏省句容市排印厂印刷
科学出版社发行　各地新华书店经销

*

2021 年 1 月第　一　版　开本：A5（890×1240）
2021 年 1 月第一次印刷　印张：6 3/8
字数：147 000
定价：**40.00 元**
（如有印装质量问题，我社负责调换）

罗立荣(广州市红十字会医院)

袁明慧(广州市红十字会医院)

徐露珍(广州市红十字会医院)

黄绍林(广州市卫生健康委员会药物政策
与基本药物制度处)

盛飞凤(广东省妇幼保健院)

章小燕(广州市红十字会医院)

黎月玲(广州市红十字会医院)

潘　珍(广州市红十字会医院)

编写说明

根据国家统计局《2017 年国民经济和社会发展统计公报》,中国现阶段 0~15 岁人口数量达 2.47 亿人,占人口总数的 17.8%。婴幼儿免疫力尚不健全,自我保护能力较差,容易患病或受到意外伤害,接受治疗和用药的机会多于成年人。另外,婴幼儿和儿童由于身体发育尚未成熟,对药物吸收、分布、代谢、排泄等与成人有明显的差异,容易造成用药不当而引发药品不良反应/事件甚至严重药品不良反应/事件。因此,儿童的用药问题尤其是安全用药问题应引起大家的特别关注与重视。

在临床工作中,不少家长在儿童用药,尤其是安全用药方面存在较多疑惑和问题,甚至存在认识上的误区,这使儿童用药的安全性、有效性难以得到保障。为帮助家长更好地了解儿童安全用药知识,提高家长对儿童安全用药的意识和对儿童的保护能力,促进儿童健康成长,广州市临床用药质量控制中心在广州市卫生健康委员会药物政策与基本药物制度处的指导下,组织了广州市妇女儿童医疗中心、广州市红十字会医院和广东省妇幼保健院的临床医学、药学专家共同编写了《儿童家庭安全用药问与答》。

我们介绍儿童家庭用药安全知识,并非鼓励或支持家长自行

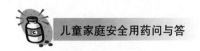

给患儿制定用药方案或调整用药,而是让家长给患儿用药时心中有数,最大限度地合理用药,更好地按医嘱执行用药方案,尽可能地使药物充分发挥疗效,并尽可能地避免药品不良反应/事件的发生或减轻药品不良反应/事件的严重程度。

本书内容丰富,共分为:绪论,儿童安全用药的基本知识,各类药物的安全使用知识,儿童常见病、特殊疾病的安全用药知识,家庭常用药物的安全使用知识五部分。涵盖了儿童家庭安全用药的各个方面,是一本面向非专业人员——儿童家长的通俗、易懂、实用的科普读物。本书也可作为医院药师开展儿童安全用药的参考用书及医疗机构开展科普宣传用书。

本书在编写的过程中如出现不妥之处,请各位读者在使用过程中给予批评与指正。

黎月玲 萧绍梓

2020 年 4 月

目录

编写说明

第一部分

绪 论

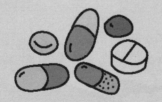

安全用药问题是全球医药界普遍关注和重视的问题。儿童是一个非常特殊的群体,由于其自身的生理、生化和心理等方面的客观特点及儿童用药制剂、儿童临床用药的特殊性,使儿童安全用药具有复杂性及解决问题的艰难性。

要做好儿童安全用药,除需要医药界和社会各界的关注与重视外,也需要儿童的监护者积极参与、高度重视。作为儿童监护者的家长,需要了解儿童的生长发育特点、儿童机体对药物处置的特点,需要掌握儿童家庭安全用药的基本知识、儿童家庭常用各类药物的安全使用知识、儿童常见病与特殊疾病的家庭安全用药知识,掌握安全用药相关的技能。只有这样,才能与医务人员共同做好儿童安全用药,确保儿童用药安全。

一、儿童生长发育的特点

生长发育是儿童不同于成人的重要特点,是影响药物在儿童身体内吸收、利用、运转及从身体排出,最终影响药物的效果及安全的最重要因素之一。

▶ 1. 儿童身体器官、组织特点

从出生到长大成人,儿童在外形上不断发生变化,如头围变大、体重增加、身高增长;牙齿的萌出和更替;骨骼的生长;各器官(如心、肝、肾等)大小和位置均发生变化。了解儿童正常的发育规律,了解儿童与成人的差异,对配合医生正确、规范、安全用药有一定的作用。如婴幼儿皮肤娇嫩、皮肤角化层薄、皮下毛细血管丰富,而且体表面积与体积的比例约是成人的 2 倍,药物经皮肤吸收较成人快而多,特别在用药面积大、皮肤黏膜有炎症或破损时,药

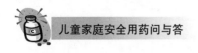

物吸收容易过量而导致中毒,如外用硼酸溶液,用于治疗婴幼儿湿疹时,可引起婴幼儿呕吐和肾损害等药品不良反应。

▶ **2. 儿童身体生理、生化特点**

儿童各系统器官的功能随着年龄的增长而逐渐发育成熟,不同年龄段的儿童对药物的处置不尽相同。如婴幼儿血-脑屏障(是血液循环与脑脊液中脑细胞之间的渗透性屏障)不完善,中枢神经系统对镇静药、镇痛药等特别敏感,易导致呼吸中枢抑制;小儿新陈代谢旺盛,体液所占比例较大,会对给药后药物在全身的分布及药效强度产生影响,导致小儿对某些药物特别敏感,给药后极易产生毒副反应。新生儿尤其是早产儿,某些药物与血浆蛋白亲和力低,红细胞缺乏一些酶,当使用这些药物(如常用的退热药对乙酰氨基酚)时可引起一些药品不良反应。

由于小儿肝、肾功能不成熟,对药物的消除能力较差,而且年龄越小,消除时间越长。如抗菌药卡那霉素的消除半衰期(消除一半药物所需的时间):早产儿为 8.4~18.0 小时,足月儿为 5.7~7.5 小时,婴儿为 3.8~6.0 小时,成人为 2.0 小时。所以对年幼儿童来说,用药剂量要小,用药间隔要长,疗程要短,否则极易中毒。

▶ **3. 儿童心理特点**

儿童时期认知功能不成熟,特别是年幼儿童尚不具备语言表达能力,加上疾病的表现往往不典型,许多疾病的信息需要通过家长获得,所以在治疗过程中家长应密切观察其用药后的表现,以便配合医生及时调整治疗方案和处理可能发生的药品相关事件。

二、儿童年龄分期

儿童的生长发育是一个连续渐进的过程,但并非匀速生长。根据生长发育的快慢特点,将儿童年龄划分为以下 7 个时期。各时期儿童对药物的反应、用药的安全性,对药品的适用性等不尽相同,家长应予以关注。

▶ 1. 胎儿期

从精子和卵子结合,新生命的开始,直到小儿出生统称为胎儿期。如果在妊娠期母亲受外界不良因素的影响,影响到胎儿,包括感染、创伤、不适宜用药、接触放射性物质、毒品等,会导致流产、发育畸形或宫内发育不良等。

▶ 2. 新生儿期

从出生后脐带结扎起到刚满 28 天这段时期称为新生儿期。此期新生儿经历了巨大变化,是生命最危险的时期,发病率和病死率最高。这一时期用药的安全性尤为重要。

▶ 3. 婴儿期

从出生到满 1 周岁为婴儿期,此期小儿以乳汁为主要食品,故又称为乳儿期。这是小儿出生后生长发育第一个最为迅速的时期。

▶ 4. 幼儿期

1 周岁以后到满 3 周岁称为幼儿期。此期幼儿活动范围增大,智力发育较快,语言、思维和交往能力增强,但对各种危险的识别能力不足,故应注意防止意外创伤和中毒,包括误服药物导致的中毒。

▶ 5. 学龄前期

3周岁后到六七岁入小学前为学龄前期,是性格形成的关键时期,可塑性较大,应注意早期教育,包括药品常识及用药安全知识的教育。

▶ 6. 学龄期

从六七岁入小学起到13岁进入青春期称为学龄期。此期儿童各器官外形(除生殖器官外)接近成人,智力发育更加成熟,是学习的重要时期。

▶ 7. 青春期

从第二性征出现到生殖功能基本发育成熟、身高停止增长的时期称为青春期。女孩一般从11~12岁到17~18岁,男孩从13~14岁到18~20岁,是人生第二个体格生长高峰。

三、儿童机体对药物处置的特点

儿童由于解剖、生理、生化的特点,肝、肾、心和内分泌功能与成人差异很大,机体对药物的处置(吸收、分布、代谢、排泄)有其独特的规律。

▶ 1. 药物的吸收

(1)口服给药:口服药物在胃肠道的吸收程度受胃内酸度、

胃排空时间、病理状态、药物性质及个体差异的影响。儿童在不同的生长发育时期,机体对药物的吸收存在差异。

首先,新生儿及婴幼儿胃酸过低或缺乏,直到 3 岁左右才稳定在成人水平。由于胃酸水平低,可能会导致某些药物(如弱酸性药物)吸收减少,药效减弱。另外,对某些药物(如对胃酸不稳定的药物)吸收增加,可能引起中毒。所以,婴幼儿对药物的吸收与成人不尽相同。

其次,新生儿及婴幼儿胃蠕动差,胃排空时间延长(6~8 个月才接近成人水平),胃肠吸收功能与成人有较大的差异,使新生儿口服药物吸收的总量难以预测。胃排空时间延长,会造成部分药物吸收增加,而另一些药物吸收减少。

最后,儿童胃肠道对药物的吸收随年龄的增长而逐渐接近成人,但药物在胃肠道吸收后首次通过肝脏时被肝脏代谢的能力较成人强,所以对于某些药物,最终到达血液的药量较成人少,不同个体间也存在较大的差异。

(2)透皮给药:新生儿、婴幼儿的皮肤、黏膜面积相对于成人大,且皮肤角化层薄,黏膜娇嫩,所以经口腔、直肠、鼻、眼等黏膜和皮肤给药后,吸收的药物总量较成人多、吸收速率快、作用强,尤其当皮肤有炎症或破损时,吸收更多,容易过量,可引发一些药物(如硼酸、水杨酸类药、糖皮质激素类药等)的不良反应,甚至中毒。

(3)肌内注射:小儿肌肉发育不完善,肌内注射后,不容易吸收药物,易造成局部包块,所以不适宜肌内注射。

(4)皮下注射:由于小儿皮下脂肪少,注射容量有限,且易发生感染,故也不适宜皮下注射。

(5)直肠给药:直肠在大肠下部,适用剂型为栓剂与部分灌肠剂,对于呕吐的婴儿和不愿接受口服给药的幼儿非常适用,但不是所有的药物都能制成直肠给药制剂,而且直肠给药,药物的吸收不稳定,存在个体差异,可引起治疗剂量不足或治疗剂量超过药物中毒剂量的情况。

▶ 2. 药物在机体的分布

药物吸收后,通过血流分布到身体的不同地方,才可发挥作用。许多因素影响药物的分布,这些影响因素在儿童不同发育时期也存在差异,如体液组分(身体内液体的成分及比例)、药物与血浆蛋白的结合率、血-脑屏障(阻碍、控制药物进入脑部的屏障)等。

(1)体液组分:从出生到成年,人的全身水分和脂肪成分将发生明显改变。新生儿体液约占体重的80%,到1岁时降到70%,仍高于成人的55%~60%。细胞外液新生儿时为45%,6个月时为42%,1岁时35%,均高于成人的20%,水溶性药物在细胞外液被稀释。因此,如单纯从这方面考虑,水溶性药物要达到与成人相当的血药浓度,新生儿和婴儿需要使用相对较大的初始药物剂量(按体重计),但是剂量调整还需根据患儿的其他因素(如肝、肾功能等)综合考虑。

儿童脂肪含量占体重的比例随年龄而异,早产儿脂肪含量占体重的1%~3%,足月新生儿占体重的12%~15%,婴幼儿约占体重的30%,成人约占体重的18%。脂肪含量的高低,可影响脂溶性药物的分布。由于新生儿、婴幼儿脂肪含量低,脂溶性药物分布到脂肪的药量少,而留在(分布在)血液中的药物量增加,这是新生儿容易出现药物中毒的原因之一。另外,新生儿、婴幼儿脑组织重量占身体的比例较成人大得多,并且脑组织富含脂质,阻碍、控制药物进入脑部的屏障——血-脑屏障发育又不完全,因此某些药物(如脂溶性药物)进入脑部的药量较成人多,这是新生儿、婴幼儿容易出现中枢神经方面药品不良反应的重要原因之一。

（2）药物与血浆蛋白的结合率:影响药物分布最重要的因素是药物与血浆蛋白的结合。由于新生儿血中血浆蛋白浓度较低,所以血中的药物与血浆蛋白结合能力弱,使部分药物未与血浆蛋白结合,导致真正发挥药效作用的游离药物浓度高,最终导致药效增强及药品不良反应增加。

（3）血-脑屏障:血-脑屏障是血液循环与脑脊液中脑细胞之间的渗透性屏障,新生儿血-脑屏障不完善,导致一些脂溶性药物进入(分布到)脑部的药量增加。

▶ 3. 药物的代谢

药物代谢是指药物在体内发挥作用的同时,在身体内药酶的作用下发生化学反应,变成容易排出体外的物质的过程。由于存在药物代谢的过程,使药物从体内清除。儿童体内的药酶在人体发育过程中也存在显著变化,从而影响儿童的药物代谢,最终影响药效和用药安全,所以要根据儿童不同的发育期制定不同的用药方案,以确保用药有效、安全。

▶ 4. 药物的排泄

药物进入人体、发挥作用后,最终须排出体外。肾脏是药物排泄的主要器官。小儿肾功能不成熟,排出药物的能力低,所以使用经肾脏排泄的药物时,剂量要较成人低。

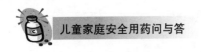

四、儿童对药物反应的特点

不同年龄段的人,如老年人、成年人、儿童,对于药物的反应可能有所不同,特别是儿童,与成人的差别较大,主要原因是:在药物发挥作用的部位,与药物结合的受体数量在儿童与成人之间存在较大的差异,由此造成儿童与成人对药物反应有较大的差异。另外,不同时期的儿童,其对药物的反应与成人的差异也存在不同。

五、儿童用药的现状

▶ 1. 儿童专用或适用药物品种、剂型、规格缺乏

根据相关资料的报道,首都医科大学附属北京儿童医院联合全国 15 家大型儿童医疗机构,对儿童用药现状进行了调查,儿科药品目录共有药物 1 098 种,但儿童专用药品只有 45 种,只占 4%。其余的 1 053 种药物中,说明书有儿童用法用量的品种只有 43%。这就意味着,50%以上的药品在儿童使用时,没有儿童的用法用量依据,不适合儿童使用。

另有资料报道,对北京市、上海市、天津市、杭州市、郑州市、广州市、成都市 7 个城市 78 家医院,2013～2014 年 2 632 514 人次(<15岁儿童患者)的处方进行分析,儿童患者共使用药品 1 572 种,其中儿童可用药品(说明书中含儿童用法用量或适应证)只有 30.34%,其中,儿童专用药品(说明书中仅含儿童用法用量或适应证)仅为 0.70%。儿童口服制剂使用频次为 31.04%,其中固体口服制剂(片剂、胶囊等)使用频次占总口服制剂的 77.49%,而适合

儿童使用的液体制剂(口服液等)仅为10%,另外,规格不适宜(需要分剂量)的药品占到40.99%。

究其原因,药品生产厂家在儿科药物的研发方面投入不足,导致适于儿童使用的药物品种、剂型、规格不足,表现为"三少",即儿童用药品种比成人少、儿童适宜剂型少、儿童用药剂量规格少。

▶ 2. 儿童药物临床研究开展较少,缺乏药物在儿童使用的有效性、安全性和用法用量的数据

近半数药品说明书上的适应证或用法用量对儿童用药信息的标注不明确,或是没有儿童的用药说明,造成儿童用药依据不足,儿科超说明书用药现象非常普遍,这不仅在我国,在发达国家也存在大量的儿科超说明书用药的情况。

上述对北京市、上海市、天津市、杭州市、郑州市、广州市、成都市7个城市78家医院的儿童处方用药调查中,即便是儿童专用药品或者标注了儿童用法用量的非儿童专用药品,也有相当一部分药品的说明书没有注明药品可能引起的毒性和药品不良反应——特别是可能给儿童造成的药品不良反应。

之所以出现这种情况,一方面是因为临床前研究开展的不够深入,另一方面是因为儿童用药的临床研究面临着非常大的伦理问题和限制,使很多药物没有或无法在儿童中进行临床研究。

▶ 3. 儿童用药科普宣传与教育少,儿童用药知识缺乏

一直以来,加强临床合理用药的措施局限于医务人员的培训与教育,忽视了对非专业人员的宣传,相关政府部门、学术团体、医疗机构也未能及时向公众普及用药科普知识,造成公众用药知识匮乏,由此产生较多用药方面的认识误区,严重影响用药的效果与

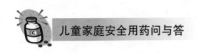

安全,其中在儿童用药尤其是安全用药方面更为显著。

六、儿童用药存在的问题与原因

(一)问题

▶ 1. 药品不良反应/事件多发

国家药品监督管理局药品评价中心发布的药品不良反应监测年度报告显示。儿童用药药品不良反应/事件发生率高,且逐年增加。

《2016 年儿童用药安全调查报告白皮书》显示,我国现在 14岁以下儿童中,每年约有 3 万名儿童因用药不当而发生耳毒性,最终导致药物致聋。造成肝肾功能、神经系统损伤的更是不计其数。而很多家长根本不知道自己的孩子是因为吃了什么药致聋或者造成其他身体损伤的。

每年有如此多的儿童因用药不当致残或发生严重药品不良反应,在各种原因中,儿童专用药品的短缺、儿童用药信息缺乏及家长对儿童用药知识的缺乏是最主要的原因。

▶ 2. 用药差错风险大,而且涉及面广

儿童用药差错风险是成人的 3 倍,用药差错涉及面包括"剂量计算差错、分剂量差错、看护者不了解使用方法而造成的差错"等。

▶ 3. 不合理用药情况普遍存在

不合理用药主要涉及的药物类别、剂型类别主要包括抗菌药、肾上腺皮质激素、维生素、常见病(呼吸道疾病、发热咳嗽等)用药

(注射剂、静脉输液)等方面。

据国家药品监督管理局对 2001 年 1 月 19 日至 2017 年 1 月 5 日儿童药品不良反应事件典型病例分析结果的通报,不合理用药占比高达 75%,主要表现为超适应证用药、超剂量用药、使用儿童或新生儿禁用药,其中 7 例死亡病例均为不合理用药病例。这些不合理用药,与部分家长急于治愈疾病,要求医生用"好药"、要求输注用药等有密切关系。

▶ 4. 中成药使用问题较多

中成药使用存在问题,包括: 忽视中药的药品不良反应,认为中药(包括中成药)比西药安全,随意给儿童使用口服中成药;不合理使用中药注射剂;未按中医理论辨证施治使用中成药;中药与西药随意配伍等。

▶ 5. 不规范服药、用药依从性欠佳

家长对儿童规范用药的重要性、必要性认识不足,存在不按医生嘱咐用药、不规范用药的情况,包括不按规定时间、规定剂量、规定时间间隔、规定疗程用药,自行停药、加药等。

(二) 原因

▶ 1. 儿童自身的客观原因

由于儿童各器官和身体机能都处在不断生长、成熟和完善的过程中,儿童机体对药物的吸收、分布、代谢、排泄与成人不同,儿童在不同的生长发育阶段也存在着变化和差异,造成儿童安全、有效用药比较困难与被动。

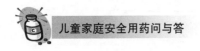

▶ 2. 药品生产厂家的原因

药品生产厂家不重视儿童用药产品的开发、研究,儿童适用药品品种严重不足,儿童有效、安全用药信息匮乏。

▶ 3. 家长方面的原因

家长对儿童安全用药知识了解不多,对儿童疾病及用药仍存在一些不正确的观点和认识误区等。

七、儿童安全用药需要更多的关注

儿童健康是全民健康的重要基石。《中国国民经济和社会发展"十三五"规划纲要》和《"健康中国 2030"规划纲要》都将母婴安全和儿童健康作为重要内容,其中《"健康中国 2030"规划纲要》明确提出实施母婴安全计划和健康儿童计划。2020 年我国将全面建成小康社会,保障儿童健康,是亿万家庭对小康社会美好生活的殷切期盼。

然而,长期以来,儿童安全用药一直得不到应有的重视。我国儿童专用、适用药品品种少,药品说明书中儿童用药信息缺乏,儿童用药不当的情况普遍存在,儿童药品不良反应发生率较高,导致儿童伤害的事件多发,儿童安全用药现状不容乐观。

儿童安全用药除要求医务人员在专业领域中做好合理用药,向公众普及儿童安全用药知识,积极发挥专业作用外,也迫切需要社会各界给予更多的关注与重视,尤其是家长和儿童的看护者,更应该对儿童安全用药给予更多的关注,掌握儿童安全用药的基本知识,消除认识误区,积极配合医务人员给儿童实施药物治疗,确保儿童的安全用药,确保儿童的健康成长。

黎月玲 黄绍林 罗立荣 何艳玲

【参考文献】

国家食品药品监督管理总局,南方医药经济研究所,儿童用药安全调查课题组,2016.2016 年儿童用药安全调查报告.https://max.book118. com/html/2018/1031/5044330032001324. shtm［2020 - 10 - 28］.

国家药品监督管理局,2016.药品不良反应信息通报(第 70 期)警惕注射用单磷酸阿糖腺苷严重不良反应及超适应症用药风险.https://www. nmpa. gov. cn/xxgk/yjjsh/ypblfytb/20160420173101154. html［2020 - 10 - 28］.

《中国国家处方集》编委会,2013.中国国家处方集(化学药品与生物制品卷·儿童版)［M］.北京:人民军医出版社.

第二部分

儿童安全用药的基本知识

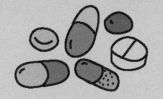

临床用药要遵循安全、有效、经济、适宜的原则,儿童用药、儿童在家庭的用药同样也须遵循这个原则,尤其要遵循安全、有效的原则。本部分根据儿童用药必须遵循的原则,以一问一答的形式,从各方面、各角度介绍儿童安全用药的通则、原则性内容和基本内容。以帮助家长对儿童安全用药有一个较全面、正确的认识与了解,为家长掌握儿童安全用药基本知识、基本技能提供帮助。

一、药品不良反应与防范

▶ 1. 为何说"是药三分毒"?

答 首先,药物本身对身体除了有好的治疗作用外,还或多或少存在副作用,对身体可能有不同程度的伤害。再者,在药物制剂中,同时含有其他的辅料成分,对身体也有可能存在损害。最后,由于大部分药物都要经过肝脏代谢或肾脏排泄,无形中增加了肝脏、肾脏的负担,可能会对肝脏、肾脏有不同程度的损害。所以,人们常说的"是药三分毒"是有科学道理的。

▶ 2. 什么是药品不良反应?

答 药品不良反应是指合格药品在正常用法用量下出现的与用药目的无关的有害反应。通俗地说,就是患者按照医生开具的处方或按照药品说明书上的使用方法和剂量使用药物后,出现的一些诸如腹泻、头晕、呕吐、皮疹等能引起身体不适或有害的反应。例如,患儿服用对乙酰氨基酚混悬液(如泰诺林)后出现荨麻疹,服用头孢克洛干混悬剂(如希刻劳)后出现腹泻等。

▶ **3. 什么是严重药品不良反应?**

答 严重药品不良反应是指因使用药品引起以下损害情形之一的反应:① 导致死亡;② 危及生命;③ 致癌、致畸、致出生缺陷;④ 导致显著的或永久的人体伤残或器官功能损伤;⑤ 导致住院或住院时间延长;⑥ 导致其他重要医学事件,如不进行治疗可能出现上述所列情况。

▶ **4. 什么是新的药品不良反应?**

答 新的药品不良反应是指药品说明书中未载明的不良反应。说明书中虽有描述,但药品不良反应发生的性质、程度、后果或频率与说明书描述不一致或更严重,也属于新的药品不良反应。

▶ **5. 药品不良反应包括哪些方面?**

答 (1) 变态反应:亦称过敏反应,是少数患者对某种药物的特殊反应,与剂量多少无关,常不可预测。表现为皮肤潮红、发痒、心悸、皮疹、呼吸困难,严重者可出现休克或死亡。如果遇到此类症状,应立即停止用药。常见的容易发生变态反应的药物有青霉素类抗菌药、破伤风抗毒素等,使用这些药物前必须按规定进行皮肤过敏试验。

(2) 毒性反应:在治疗剂量下,由患者的个体差异、病理状态、合并用药等原因引起个体对药物敏感性增加而引发的损害。如氨基糖苷类药(庆大霉素、卡那霉素等)导致的儿童耳聋,对乙酰氨基酚引起的肝脏损伤,氯霉素引起的新生儿灰婴综合征。出现毒性反应须立即停药,并马上就医。

(3) 副作用:治疗剂量下,与用药目的无关的不适反应。如长期服用碳酸钙等补钙药物引起的便秘等。出现较轻的副作用时,可咨询医生、药师,根据医生意见决定是否停药或者减量,副作用较严重时,建议及时就医。

（4）后遗效应：停药一段时间后残存的药理效应。如服用某些催眠药后次晨的嗜睡现象等。

（5）继发反应：不是药物本身的效应,而是药物主要作用发挥后的间接结果。例如,长期应用广谱抗菌药后,由于敏感菌被消灭,不敏感菌或真菌大量繁殖,外来细菌也乘虚而入,从而引起的二重感染。

（6）特异性反应：因先天性遗传异常,少数患者用药后发生与药物本身药理作用无关,也与一般人群不同的有害反应。如有些人红细胞膜内的葡萄糖-6-磷酸脱氢酶缺乏,服用磺胺类药、阿司匹林、伯氨喹等后容易出现溶血反应（葡萄糖-6-磷酸脱氢酶缺乏症,俗称"蚕豆病"）。

（7）药物依赖性：长期使用某些药物后,药物作用于机体产生的一种特殊的精神状态和身体状态。从药物角度说,就是药物具有成瘾性;从患者角度说,就是产生了依赖性,包括生理依赖性和药物依赖性。例如,长期服用安眠药后,对药物产生依赖。

（8）停药综合征：一些药物在长期应用后,机体对这些药物已适应,若突然停药或减量过快,易使机体的调节功能失调而发生功能紊乱,导致病情反复或临床症状反跳的现象。例如,糖皮质激素类药物如地塞米松在长期应用后突然停药会出现停药综合征。

（9）致癌作用、致畸作用、致突变作用：药物引起的 3 种特殊毒性,是药物和遗传物质或遗传物质在细胞的表达发生相互作用的结果。如母亲在孕期服用沙利度胺造成新生儿"海豚肢畸形",母亲孕期服用己烯雌酚造成其女儿阴道癌。

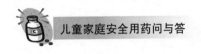

▶ 6. 儿童用药后如何观察药品不良反应?

答 用药前,家长应了解患儿所用的是哪些药品,仔细阅读所用药品说明书或者咨询医生、药师,了解所用药品可能发生的药品不良反应及根据患儿的病理生理情况,分析可能发生的药品不良反应。用药后,针对可能发生的药品不良反应密切观察患儿用药后的反应,如皮肤是否出现皮疹、精神状态是否异常等,发现异常及时咨询医生或药师。

▶ 7. 儿童发生药品不良反应后,家长应怎样处理?

答 儿童用药后,如有不适或有异常情况,可立即查阅药品说明书,了解是否为说明书中载明的药品不良反应,并征询医生或药师的处理意见,如为严重药品不良反应或不适,须立即停药并到医院进行诊治。另外,尽可能向经治医生或药房药师报告药品不良反应,请医生在病历上记录患儿的药品不良反应信息,以后看病时还要告知医生。

▶ 8. 如何防范儿童发生药品不良反应?

答 不随意用药;按医生、药师的指引用药;知晓说明书上的药品不良反应并关注儿童用药后是否出现类似反应或现象;记录、记住儿童曾发生的药品不良反应,看病时告知医生,不再使用曾发生药品不良反应的药物;用药后,对儿童密切观察,出现药品不良反应及时处理。

▶ 9. 发生药品不良反应后,医生或药师如何报告药品不良反应?

答 儿童用药后出现药品不良反应,家长应主动向经治医生或医院药房药师报告,也可以向购药药店的药师报告,或者打电话向当地市药品不良反应监测中心报告。

医生或药师收到药品不良反应信息后,根据患儿的用药情况及发生药品不良反应的情况,填写一份详细的药品不良反应报告,内容包括:药品名称、厂家、批号、规格、用法用量、用药疗程、用药时间、发生药品不良反应的时间、具体表现、处理方法(措施)、处理结果等。这份报告不会暴露个人隐私,医生或药师会将药品不良反应上报给国家药品不良反应监测中心,通过数据分析,得出安全用药的相关信息,以提醒更多的人注意防范。

▶ 10. 儿童为何容易发生药物性耳聋?

答 儿童的内耳及听神经正处于生长发育时期,对耳毒性药物比较敏感。另外,新生儿和婴幼儿由于肾功能尚未发育健全,对药物排泄能力差,药物更容易在体内蓄积,更容易发生药物性耳聋。

因此,家长在患儿生病时勿病急乱投医,应及时向专业儿科医生、儿科药师咨询,不随意增加药量,不随意给患儿用药。

▶ 11. 哪些药物可能会导致儿童听力损伤甚至耳聋?

答 目前发现的耳毒性药物有多种,常见的有以下几类。

(1)氨基糖苷类抗菌药:常见的有链霉素、庆大霉素等。这些药物不仅全身使用时有耳毒性,中耳局部使用时对内耳也有毒性。所以,临床上使用此类抗菌药时要严格按照儿科专科医生、专科药师的指导用药。

(2)非氨基糖苷类抗菌药:常见的有红霉素、氯霉素、万古霉素、多黏菌素 B 等。如氯霉素全身应用时具有耳毒性,局部滴耳也可引起听力下降。

（3）抗肿瘤药：常见的有顺铂、长春新碱、氮芥、甲氨蝶呤、博来霉素等，使用不当皆可损伤内耳毛细胞，造成不可逆耳聋。

（4）利尿药：临床常用利尿药呋塞米（速尿）、布美他尼（丁尿胺）、依他尼酸（利尿酸）等可引起听力损伤，而且多是双侧对称性，常常伴有耳鸣。

（5）解热镇痛药：阿司匹林、非那西汀、保泰松等。其中，最常见的是阿司匹林引起 40 分贝的双侧对称听力损失，多数可逆，但也有因误用药造成严重耳鸣后遗症和永久性听力损伤的情况。

（6）中药：乌头碱、重金属盐（如汞、铅、砷等）等，如果使用不当会导致不可逆性耳聋。由此，为了孩子的健康，勿随意给孩子使用药物，应在专科医生、专科药师指导下用药。

▶ **12. 如何应对用药后的"不适"？**

答 （1）胃肠反应：无论是口服还是静脉注射药物，都可能引起胃肠的药品不良反应，导致儿童出现恶心、呕吐、食欲缺乏等胃部不适。

应对措施：服药期间避免喝含糖量高的饮料、果汁等；饮食宜清淡，易消化，减轻肠胃负担。

（2）头晕：有的感冒药中含有伪麻黄碱成分，可能会引发血管收缩，血压、血糖、眼压增高等副作用，使儿童出现头晕的症状。

应对措施：减少高强度的运动，让儿童放松身体，同时给儿童喝温水，加速药物的排泄，从而缓解不适。

（3）多汗：退热药的作用是通过调低体温中枢的温度调定点来达到退热目的，当体温中枢将温度调定点降低时，人体就会接收到信号，减少产热并增加散热。而散热需经过皮肤蒸发水分、排尿等生理过程，所以使用退热药后出汗较多，属于正常现象。

应对措施：儿童在服药后大量出汗时，家长可以用汗巾、纱布等及时拭干皮肤表层的汗液,同时给儿童喝适量的温水,补充身体水分,缓解出汗后的口干症状。

二、药品说明书与安全用药

▶ 1. 为何家长要善于阅读药品说明书?

答　药品说明书是国家药品监督管理局核准,指导医生和患者选择、使用药品的重要依据,也是保障用药安全的重要依据,是具有法律意义的文书。药品说明书内容主要有:药品名称、适应证、用法用量、禁忌、注意事项、药品不良反应、药物相互作用和贮存条件等,这些内容都与患者用药密切相关,作为家长,在给孩子用药前应认真阅读,如有疑问要及时咨询药师或医生。

▶ 2. 如何正确阅读与理解药品说明书的相关内容?

答　家长给患儿用药前,需仔细阅读药品说明书,重点阅读适应证、用法用量、禁忌、药品不良反应、主要注意事项,不能与哪些药物合用,哪些疾病禁用或慎用,适用年龄、生产厂家、有效期、贮藏要求,以及与儿童相关的其他内容等。

（1）了解药品的名称:正规的药品说明书都有药品的通用名、商品名、英文名、化学名。使用者一般只要清楚药品的通用名（国家规定的法定名称）,就能避免重复用药。因为一种药只有一个通用名,不像商品名有若干个名称。

（2）了解药品的适应证:并非有适应证的药物都适合你的孩子,应由医生结合患儿情况确定是否合适使用。

（3）了解药品的剂量:严格按照说明书推荐的用法用量使用。一般说明书用量都为成人剂量,老人、儿童必须经医生或药师

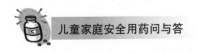

正确折算后再使用。

（4）了解药品的用法：如饭前、饭后、睡前服用，1 日 1 次或 3 次，是口服、外用还是注射，都必须仔细看清楚。

（5）了解药品的禁忌情况：如有禁忌证，应禁止使用。

（6）了解药品的慎用情况：如患儿有慎用情况，须由医生决定可否使用，或咨询医生、药师后使用，并密切观察患儿用药后的反应。

（7）了解药品不良反应：药品不良反应是指用药后可能出现的与用药目的无关的有害反应。应密切观察患儿用药后的反应，一旦出现药品不良反应须及时处理。

（8）对于"注意事项"的要求，应引起注意与重视，并做好各方面的准备与应对。

▶ **3. 药品说明书写的药品不良反应越多，药品就越不安全吗？**

答 我们阅读药品说明书时会发现，有的药品说明书中列出的药品不良反应很多，有的却很少，是否列出的药品不良反应越多越不安全呢？不一定，列出的不良反应越多，说明我们对这种药的药品不良反应的了解更为详尽。而某些药品说明书写着"尚不明确"时，不一定没有药品不良反应，而是目前还不清楚它有什么药品不良反应。

三、儿童看病就医与安全用药

▶ **1. 你知道世界卫生组织提出的"用药安全的 5 个时刻"吗？**

答 《用药安全的"5 个时刻"》是患者参与安全用药的一种工具（措施），患者或患儿家长关注（或使用）这 5 个关键时刻（工具），可以降低药物相关的伤害风险。

"用药安全的 5 个时刻"包括：① 接触药品时；② 服用药品时；③ 加用药品时；④ 检查药品时；⑤ 停用药品时。

▶ 2. 何种情况下需要关注"用药安全的 5 个时刻"？

答　当你带孩子去看医生、护士、药师或牙医时；去基层卫生院或社会药房时；孩子收治入院或出院时；被介绍到其他卫生医疗机构时；被转院到其他卫生医疗机构时；孩子居家治疗或照护时，都应关注用药安全的"5 个时刻"。

▶ 3. 当你处于这"5 个时刻"时，应思考并提出哪些问题与你的医生、药师共同找到答案？

答　（1）接触药品时
- 这个药品的名称是什么，作用是什么？
- 服用这个药品有什么风险，可能出现什么副作用？
- 该疾病还有别的治疗方法吗？
- 是否已经将我的过敏史和其他健康状况告诉了医生？
- 如何贮存这个药品？

（2）服用药品时
- 应该什么时候服药，每次服用的剂量是多少？
- 应该如何服用这个药品？
- 进食和饮料对正在服用的药物有影响吗？
- 如果漏服了药物怎么办？
- 当出现副作用时怎么办？

（3）加用药品时
- 真的需要加用别的药物吗？

- 是否已告知医生已经服用的药物?
- 与现在服用的药物同时服会不会出现相互作用?
- 如果怀疑药物有相互作用,该怎么办?
- 能正确管理现在的多个药品吗?

(4)检查药品时

- 是否保留了用药清单?
- 每种药物已吃了多久?
- 是否服用了现在不需要的药品?
- 健康专家定期检查了我的药品吗?
- 我的药品应该多久检查一次?

(5)停用药品时

- 应该在什么时候停药?
- 我的药品中是否存在不能骤然停用的药物?
- 如果药品用完了该怎么办?
- 如果因为出现一些药品不良反应而停药,应该向哪里报告?
- 应该如何处理掉多余或过期的药品?

▶ **4. 看病就医时家长需告诉医生什么?**

答 看病就医时与医生、药师的沟通非常重要,有效的沟通能够帮助医生全面了解患儿的疾病及用药情况,更精准地制定用药方案,评估疗效及防范药品不良反应的发生,以提高治疗效果,保障用药安全。

(1)首诊时需告知医生:患儿既往病史,现在的症状,曾经对哪些食物、药品过敏及药品不良反应史,正在服用的药品及服用情况,症状改善情况等。

(2)复诊时应告知医生:近期服药情况,是否自行增加药物,用药后症状改善情况,药品不良反应发生情况,异常表现及处理等。其中,近期服药情况包括:患儿是否按医生要求用药,服药过程是否出现药液洒出、服药后呕吐等,因这些情况均可影响药效的发挥。

另外,最好能保留医院、医生、药房、临床药师的联系方式,必要时可及时联系及询问。

▶ 5. 向医生提供病史和用药史时要掌握的方法与技巧有哪些?

答 向医生提供病史和用药史时要注意以下几点。

(1)描述病情要做到简洁、准确,抓关键点描述。

(2)尽量用数据、量化信息客观描述,如今天腹泻几次,每次多少量等。

(3)及时记录、理顺患儿的病程情况,最好有书面资料提供给医生。

(4)看病时,带上病历等所有资料,带上正在服用药品的药品说明书等。

(5)准确描述疾病的变化和用药后的变化,描述患儿的用药史、药物过敏史、食物过敏史。

(6)关注并描述患儿的一般状况,如饮食、睡眠、活动、大小便等。

▶ 6. 什么是药师的发药交代?

答 药房药师发药前,对取药患者(家属)进行口头的用药指导称为"发药交代"。交代内容包括药品的用法用量、服药时间、禁忌及注意事项、保存方法等,交代内容应简明扼要、重点突出,有利于家长掌握正确的服药方法、药品保存方法及相关注意事项等。发

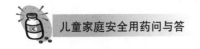

药交代是药师的工作职责,家长在取药时如仍对用药相关情况有疑问,应及时向发药药师咨询,或到药房专设的药物咨询服务窗口咨询。

▶ 7. 取药时为何家长要听取药师的用药指导?

答 通常家长看完医生后对患儿的病情会有一定的了解,但对所用药品的名称、用途、用法用量及药品不良反应等都比较陌生。

到药房取药时,药师会对患儿的用药做出正确的用药指导,包括用法用量、用药注意、特殊使用方法、贮存条件等,并让家长了解主要的药品不良反应,以便正确使用药物及观察小儿用药后的反应,防范药品不良反应,正确贮存药品,并避免药物之间、药物与食物之间发生相互作用。这对于正确执行医嘱,发挥药物的最佳治疗效果,避免或减少药品的不良反应具有重要意义。所以,取药时家长一定要听取药师的用药指导。如有不明确,可当场直接询问药师,必要时可请药师以书面形式进行交代或说明。

▶ 8. 到药房取药时,家长应该做什么?

答 (1)向医生(或通过其他方式)索取处方(药单),凭处方(药单)到药房取药。

(2)取药时,检查每种药品上是否贴有标示药品名称、用法用量、用药时间及患儿姓名等信息的标签,对标示不清的药品,须请药师标识清楚,尤其是分装的药品,如药粉、药水等。

(3)将处方上的信息与药品、药袋上标示的信息进行核对,检查姓名、年龄、药品名称、规格、数量等信息是否一致。

（4）认真听取药师的发药交代，了解药品的使用方法、使用注意等。

（5）如有不清楚的地方，及时询问药师。

▶ 9. 向药师咨询的途径有哪些?

（答）向药师咨询的途径包括：药师进行发药交代时，可以针对用药方法、使用注意及药品保存方法等向药师提问；对于较为复杂的用药问题，可到药房用药咨询窗口进行详细咨询；有些医院设有药学门诊，可到药学门诊咨询专科药师。平时可以记录药房的电话，在服药过程中如遇到问题，也可以通过电话向药房药师咨询。

四、药物的正确使用

▶ 1. 如何正确使用药物?

（答）（1）用药前应仔细核对患儿姓名，不能错用他人药物。

（2）严格遵医嘱或说明书上的使用时间、方法、剂量和频次用药。

（3）不可自行改变服药时间、服药方法，以免药效无法保证，甚至出现药品不良反应。

（4）用量要精准，不可粗略估计。

（5）如需将药片捣碎后加水服用，须咨询医生或药师后方可捣碎使用。

（6）尽量不混合用药，不要把多种药物混合在一起服用，因可能会发生物理、化学反应，可能会影响药物疗效，甚至引发药品不良反应等。

▶ **2. 症状减轻后可否自行停药？ 医生开的药是否要全部吃完？**

答 医生开的药一般包括两方面的作用：一是针对疾病症状（治标）的药，二是治疗病因（治本）的药。对于针对症状的药，家长在确认症状已改善了以后，可以停药。例如，退热药，患儿不发热就不需要吃了，特殊情况按医生医嘱执行。而对于治疗病因的药，一定要按医生规定的治疗疗程用药。例如，抗菌药一定要用够疗程。如果家长分不清楚哪些是治疗病因药物，哪些是针对症状的药物，就一定要咨询医生。

▶ **3. 服药后效果欠佳时，怎么办？**

答 有些药物，使用一次即可发挥药效，而有些药物则需要使用几次或几天才能发挥药效，所以服药后效果"欠佳"时，要具体分析原因，不能擅自增加药量，具体可咨询医生，或就诊时向医生或药师咨询所用的各种药品的起效时间，以便做到心中有数。

▶ **4. 为何不能随意将同类别的药物一起服用？**

答 同类别的药物一起服用，存在安全风险。例如，不能将解热镇痛药布洛芬（如美林）与对乙酰氨基酚（如泰诺林）一起服用；不能将小儿伪麻美芬（如艾畅）、复方氨酚甲麻（如纳尔平）、美敏伪麻（如惠菲宁）、酚麻美敏（如泰诺）等一起服用。因为上述同服的这些药物分别含有不同剂量的麻黄碱、右美莎芬、对乙酰氨基酚和氯苯那敏等，如果将同种、同类药物一起服用，会造成有效成分累积，很可能超量，发生药品不良反应甚至中毒。所以，一般不能将同类的药物一起服用，特殊疾病需联合用药的，必须遵医嘱。

▶ **5. 为何不能盲目购买"海淘药"?**

答 随着网购、海淘的发展,家长往往通过海淘购买"海淘药"应用于儿童。因为各国药品监督管理部门对药品的管理不一致,药品质量标准、用药方法等各异,所以"海淘药"有一定风险。此外,"海淘药"药品说明书一般没有中文标示,家长难以全面了解药品信息,因此购买该类药品应慎重,选择前应咨询药师与医生,以免盲目购买。

▶ **6. 新药一定就是好药吗?**

答 一些家长认为,新药一定就是好药,然而,药物的好坏及疗效不由新旧决定,相反,使用时间长的老药,经过长时间的观察,积累了使用经验,很可能是经得起考验的药物,使用的安全系数相对会大些。

▶ **7. 药品是不是越贵效果就越好?**

答 不是。人们常说"一分钱一分货",价格高的东西质量就好。但药品不是越贵越好。药品价格是由它的研发成本、原料成本、工艺制备过程及销售环节等因素决定的,不是由药品对疾病的疗效好坏决定的。有些新药,由于研发成本高,定价会相应高,但不见得疗效就一定比现有的老药好。

▶ **8. 如何正确服用各种剂型的口服药?**

答 (1)分散片:放在适量(按药品说明书要求的量)的温水中,搅拌,溶解完全后给儿童服用。

(2)咀嚼片:适合具备一定咀嚼能力的儿童使用。儿童需在

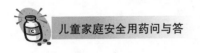

家长的监护下服用,避免吞服。

(3)普通片、糖包衣片:具体视儿童的吞咽能力决定是否可吞服。如不能吞服,要在药师的指导下,将药品酌情剪碎、研磨,以温水溶解后服用。

(4)软胶囊:将软胶囊尖端在热水中浸泡30秒,使胶皮融化或直接剪开,将里面包裹的液体直接滴入婴幼儿口中。

(5)肠溶包衣片:只能吞服,适于有良好吞咽能力的儿童,不能将药片掰开、嚼碎或研成粉末,因为会破坏保护性外衣,导致药物过早释放,造成胃黏膜刺激,也可能使药物灭活,而无法发挥药效。

(6)缓、控释片:一般需要整片吞服,有特殊说明可以掰开的药物,也一定要沿着药片自带的刻痕掰开,否则会破坏剂型,导致药物突然大量释放,增加药物的毒副作用。

(7)泡腾片:严禁直接口服或含服,可先取半杯温开水,将一次用量的药片投入其中,待气泡完全消失后口服。

(8)颗粒剂:用温水溶解后服用,防止吞服时误入气道。

(9)干混悬剂:需用温水冲泡后服用。

(10)混悬剂:在每次使用前,应充分摇匀后量取规定的剂量后服用,以免药物分布不均而影响剂量的准确量取。

▶ 9. 混悬液有沉淀还能用吗?使用前为何要摇匀?

答 混悬液是指将难溶解的药制成液体制剂,以利于儿童分剂量服用和改善口感,但是静止放置一段时间后,药物就会沉淀在瓶底,在有效期内,只要混悬液没有发生颜色的改变及摇不散的结块,摇匀后可以使用。

使用前摇匀是由于混悬剂含有未溶解的药物颗粒,给药前如没有充分摇匀,药物颗粒沉淀在瓶底部,用药初期量取的混悬剂药液中,药物含量不足,不能发挥应有的药效,而到用药后期,量取的药液中药物含量超过规定的剂量,可引发药品不良反应甚至药物中毒。

▶ 10. 为什么能口服用药就不注射用药?

答 注射分为肌内注射和静脉注射,有些家长认为"打针"(肌内注射用药)、"吊针"(静脉输注用药)比吃药效果好、起效快,所以,一生病就要求医生"打针""吊针"。实际上,这是一个误区。虽然,"打针""吊针"药物可以快速吸收或直接进入血液,起效最快。但是,从安全角度来说,增加了患儿用药安全隐患,毕竟肌内注射和静脉注射给药发生药品不良反应的机会更多、风险更高,从药物经济学角度,过多肌内注射、静脉注射给药将带来医疗资源的浪费。

随着制药技术的发展,口服药越来越安全,吸收也越来越快,更重要的是不良反应相对小,在普通疾病的治疗中发挥着重要作用。

▶ 11. 为何儿童不宜肌内注射用药?

答 因为儿童的肌肉和神经发育不完善,肌内注射后,不容易吸收药物,易造成局部包块。所以,不推荐给儿童以肌内注射途径给药。口服用药相对肌内注射用药安全得多,儿童用药应以口服用药为主。

▶ 12. 为什么服用某些药物不能同时饮酒或饮、食含有酒精成分的饮料或食物?

答 服用某些药品时饮酒或饮、食含有酒精的饮料、食物,药物与酒精会发生相互作用,增强某些药物的作用或产生毒性物质或抑制某些酶的作用,影响药物代谢,从而发生药品不良反应。如服用头孢类抗菌药时喝酒,会发生双硫仑样反应,表现为身体软弱、眩晕、嗜睡、幻觉、全身潮红、头痛、恶心、呕吐、血压下降,甚至休克死亡等。另外,服用某些药物,如解热镇痛类药(如布洛芬),会对胃黏膜有刺激和损伤作用,而酒精可能对胃有损伤,两者合用,可导致更加严重的胃部药品不良反应。所以服用药物时应避免饮酒,尤其是使用某些药物时绝对不能饮酒,具体是哪些药物要咨询药师或注意听取药师的发药交代。

▶ **13. 为什么肠溶制剂不要和抗酸药同时服用?**

答 肠溶制剂是利用特殊的包衣材料及制剂工艺制备的,其肠溶包衣是能在肠道碱性环境下溶解的药物制剂,包括肠溶片、肠溶胶囊等。例如,阿司匹林肠溶片、奥美拉唑肠溶片等均属于肠溶制剂。

抗酸药如氢氧化铝等,是碱性药物,有中和胃酸的作用,可升高胃内 pH,如与肠溶制剂同时服用,可导致本来在肠道溶解的肠溶制剂提前在胃内溶解释放,失去肠溶特性。所以肠溶制剂不要和抗酸药同时服用。

▶ **14. 为什么有些药物不能与牛奶同时服用?**

答 牛奶与某些药物同服,可影响某些药物的吸收,如牛奶与钙制剂同服,牛奶中的蛋白质可与乳酸钙、葡萄糖酸钙中的钙形成凝块,不仅影响吸收,还会加重胃肠的负担;牛奶与铁制剂同服,牛奶中的钙离子可与铁剂在十二指肠竞争吸收,降低药物疗效。所以不能与牛奶同服,两者应相隔 2~3 小时。

▶ 15. 为什么有些药品说明书上写着"用药后,避免阳光直射"?

答 因为有些药物可致易感患者发生光敏反应,患者接受阳光直接照射、接触温水,可导致皮肤瘙痒、红斑、水肿,严重者可起水泡,溃破后形成糜烂或溃疡。所以,使用这些药物后,应避免阳光直射。

▶ 16. 为什么有些药物要餐后或与食物同服?

答 药物在餐后或与食物同服,可避免药物对胃肠道的刺激。另外,有些药物与食物同服吸收更好,能增加疗效或减少药品不良反应,所以要餐后或与食物同服。

▶ 17. 为什么有些药物需要整片吞服,不能咀嚼或掰碎服用?

答 肠溶制剂或缓、控释制剂咀嚼或掰碎后服用,会破坏肠溶包衣及缓控释系统,药物不能在预定的部位释放或不能按预定的速率释放,影响效果,增加不良反应的发生。有异味的药物咀嚼或掰碎后服用,将难以吞服;而刺激或可损伤口腔黏膜的药物咀嚼或掰碎后服用,将刺激或损伤口腔黏膜。所以,以上药物都不能咀嚼或掰碎后服用。

▶ 18. 舌下含服的药品能吞服吗?

答 某些药物经胃肠道给药后,药物在肠黏膜和肝脏被代谢,使药物进入血循环的药量减少。而舌下含服时药物可直接由口腔黏膜吸收进入上腔静脉,再到体循环,而不经肝脏就可发挥作用,也就是舌下含服的药物能减少对药物的破坏,起效快,所以,规定舌下含服的药品不应吞服。

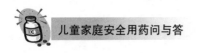

▶ 19. 泡腾片为什么不可以吞服?

答 因为泡腾片在溶解时需要大量的水,同时会产生大量的二氧化碳。如果孩子直接吃进嘴里,药片进入喉咙会将周围的水分吸收,同时产生二氧化碳,很容易导致儿童窒息。正确的用法是:取温水 100~150 毫升,水温不要超过 80℃,将一次用量的药片投入杯子中,等气泡完全消失、药物全部溶化,搅匀后服下。儿童要在家长的看护下服用,不能让儿童自行服用。

五、关于儿童的用药剂量

▶ 1. 药品说明书上没有标记儿童用药剂量,可以直接用成人用药剂量折算吗?

答 儿童不是缩小版的成人,单纯根据成人用药剂量折算可能会导致儿童用药剂量过高或过低。原则上应选用有明确儿童用药剂量的药物。如果在说明书或药典上均找不到儿童的用药剂量而又必须使用该药的情况下,建议咨询专科的医生或药师。

▶ 2. 医生是如何确定儿童的用药剂量的?

答 用药剂量是经过一系列严格的考虑、计算等而确定的,如儿童用药剂量的确定须根据具体药物的临床试验结果、药品说明书,并结合具体患儿的年龄、肝肾功能、体重或体表面积来计算确定。另外,对于一些有效剂量和中毒剂量较接近的药物,还需要通过测定血液中的药物浓度或测定检验指标来确定合适的用药剂量。所以,家长在给患儿用药时,不能自行确定剂量或自行增减剂量。

▶ **3. 同样成分的药,如果换了厂家、换了规格,或换成了其他剂型,可以按原来药品的服用剂量服药吗?**

答 不能。因为换了厂家、换了规格,或换成了其他剂型后,药品的有效成分的含量、浓度、吸收情况、药效等与原来的药品有可能不同,发挥药效、保证安全用药所需的药物剂量随之也发生变化,所以,更换药品时不能完全按原来药品的服用剂量服药,应仔细阅读所用药品说明书,按药品说明书规定的剂量、方法服药或按医生处方的规定用药。

六、儿童的准确给药

▶ **1. 为什么家长要确保按医嘱给患儿服用药物,不能擅自加、减药量?**

答 药物剂量是经临床试验验证,并结合患儿具体情况而确定的,既保证疗效,又在安全范围内。如果随意减少剂量,则不能产生预期疗效。相反,如果随意加大剂量,则可能出现药品不良反应,甚至出现致残、致死等严重后果。例如,镇痛类药物服用过量,会损害肝脏,甚至引发中毒性肝炎;镇咳药服用过量,可引起神志不清、支气管痉挛、呼吸抑制等。所以不能擅自加、减药量。

▶ **2. 为何儿童的用药剂量应比成人更准确?**

答 因为儿童尤其是新生儿,处于生长发育期,无论在生理方面还是药物代谢方面,与成年人有较大差异。另外,处于不同生长时期的儿童,由于其生理方面的差异,对药物的处置,包括吸收、分布、代谢、排泄也有较大的差异,所以应根据儿童不同的生长时期、不

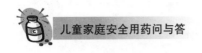

同的个体确定精准的用药剂量,否则会影响药效的发挥及引发药品不良反应,甚至出现严重的药品不良反应。

▶ **3. 为何家长要重视患儿每天的用药次数?**

(答) 有些家长不太重视每天的服药次数,错误地认为只要吃进去就可以了。然而,医生给出的服药次数常常是依据药物的不同特性及疾病的严重程度而确定的,包括每天1次、每天2次、每天3次、每天4次、必要时等,家长只有严格遵守服药次数才可使药物发挥应有的药效并确保安全。

▶ **4. 可以用汤勺量取药物给患儿喂药吗?**

(答) 用汤勺量取药物剂量不准确。药店有很多喂药小工具,可以根据患儿的年龄购买一些喂药工具,如滴管、给药量杯等,以便准确给药。

▶ **5. 确保给药剂量准确的方法有哪些?**

(答) ① 尽量选择儿童专用剂型、规格的药物。② 请药师帮忙分装成单剂量。③ 按药师的指导进行规范的分剂量。以下是常用药物制剂的分剂量方法:

(1)散剂、颗粒剂:取一定量的散剂、颗粒剂,以目测法,按剂量要求,分成若干等体积的药物。

(2)溶液剂:用刻度准确、大小合适的量具量取药液,尽量使用药品随带的量具。

(3)片剂:取一片药充分压碎、混匀后,以目测法,按剂量要求,分成若干等体积的药物。也可使用药片切割器对药片进行准确分剂量。

▶ 6. 可以通过减少服用剂量以减少副作用吗?

答 减少服用药物的剂量可能导致用药无效。有的家长担心药物对患儿产生副作用,想给患儿减少药物剂量。用药剂量减少了,确实对身体产生的副作用就小了,但同时也可能导致用药无效,所以,不可以减少服用药物的剂量。

▶ 7. 一顿药漏服,下一顿一起补服可以吗?

答 不可以。如果患儿漏服 1 次,千万别下次补服。因为每种药物每次服用的正常剂量除了需要保证药物进入人体后能起到理想的治疗作用外,还要尽可能地避免或减少副作用的发生。如果一次吃下两次的剂量,可能引发不良事件,甚至中毒。

对于一般的药物(如作用温和、毒副作用不大),漏服后一般的处理方法是:如果想起漏服时的时间在两次用药间隔的一半时间以内,可以在想起时及时把漏服的药补上,下次服药仍然按原来时间服用。如果想起漏服时已经超过了用药间隔时间的一半,就无须补服,下次服药时按原剂量服用。

对于特殊药品或特殊治疗方法用药,须咨询医生或药师,由医生或药师根据具体药物的性质及治疗的需要等决定是否补服或何时补服。

▶ 8. 看错剂量,给患儿吃了过量的药物怎么办?

答 第一时间看医生,由医生评估是否需要用解毒药。如服用对乙酰氨基酚或布洛芬过量,达到中毒剂量时,可能会造成肝脏损伤,必要时需要解毒。因此,应该第一时间带患儿去医院,带上患儿所服用的药品,记住服用时间及服用剂量。以方便医生准确判

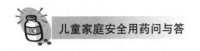

断患儿药物过量的情况,便于准确处理。

七、儿童的服药方法

▶ **1. 你知道给患儿喂药的一些技巧吗?**

答 患儿服药宜采用适当的喂药方式,以下是一些喂药技巧。

(1)选择适合儿童口味和剂型的药物。

(2)选用滴管、喂药器给患儿喂药。

(3)多一些耐心,喂药前加强沟通。

(4)采用正确的喂药姿势,如先把患儿抱在怀里,半坐,让患儿抬起头,脸偏向一边,然后家长试着把药勺、滴管、喂药器伸到患儿的舌根处,轻轻压住,这样既便于吞咽,也可以避免呛咳,在确认药被吃下去后再取出喂药用具。

(5)若患儿拒绝服药,可用拇指按压患儿双颊,按照上述(4)的喂药方法喂药。

▶ **2. 为何不能捏着患儿鼻子灌药或在患儿哭闹时喂药?**

答 捏着鼻子给患儿灌药或在患儿哭闹时喂药,会使药物呛入气管,轻则引起呼吸道、肺部感染,重则堵塞呼吸道而造成窒息。所以,不能捏着患儿鼻子灌药或在患儿哭闹的时喂药。

▶ **3. 可否趁患儿静睡时喂药?**

答 不可以,因为儿童的神经系统尚未发育完善,受外来刺激时适应性及调整能力差。如果趁其睡眠时喂药,药液突然刺激舌、喉等部位的神经,可反射引起喉部痉挛,产生不良后果。

▶ 4. 患儿吞不下胶囊,可以打开胶囊直接食用粉末吗?

答 部分胶囊不可以打开给患儿用药。因为一些胶囊里的药物对胃有刺激或易被胃液分解破坏,如打开胶囊服用,易产生刺激胃部的不良反应及使药物受到破坏。另外,某些胶囊进到胃肠道,需要在规定的部位溶解,如果打开胶囊使用,可能会失去它做成胶囊的意义。还有,直接打开胶囊服用,也会造成服用剂量不准确。因此,如果患儿无法吞下胶囊,可以换用患儿适用的其他剂型的药物(如溶液剂等),或咨询医生、药师。

▶ 5. 给患儿喂药可否加糖?

答 不可以。糖有可能与某些药物发生反应,影响某些药物的药效,干扰矿物质和维生素在肠道的消化吸收。另外,糖可能与某些中药中的蛋白质、鞣酸等发生化学反应,影响疗效或改变药性。所以,给患儿喂药时不应加糖。

▶ 6. 可以用果汁送服药吗?

答 不可以。果汁中的果酸会中和碱性药物,或使药物提前分解,降低药效。正确的送服方法是用温开水送服药。

八、儿童用药的依从性

▶ 1. 什么是用药依从性? 为何要有良好的用药依从性?

答 用药依从性是指患者遵循医生的处方或要求用药的程度。患者对医生的用药要求执行的程度越好,用药依从性越高,患者将会得到及时、规范的治疗,能够及时解除病痛。如不能很好地执行医

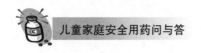

嘱,则会影响疾病的治疗,还会影响医生对疾病的诊断与治疗效果的判断,最终影响疾病的治疗。只有良好的用药依从性,才利于疾病的及时治疗并确保用药安全,减少费用开支。

▶ **2. 如何提高患儿服药的依从性?**

答 要根据患儿的嗜好或习惯,选择适宜的剂型;通过平时的教育、引导、示范等多种方式,向患儿解释疾病与用药的因果关系,强调服药对疾病治愈的必要性;哄、安慰、鼓励与表扬优于强迫。还有,选择适宜儿童的药物剂型,尽量选择患儿易于接受的颗粒剂、散剂、糖浆剂、滴剂、口服液等,以提高服药的依从性。

九、非处方药(OTC 药物)的购买与安全使用

▶ **1. 什么是处方药和非处方药?**

答 根据国家药品监督管理局的《处方药与非处方药分类管理办法(试行)》的规定,处方药是指必须凭执业医生或执业助理医生开具的处方才可调配、购买和使用的药品,如阿奇霉素干混悬剂、阿莫西林颗粒等;非处方药是指不需要凭执业医生或执业助理医生处方即可自行判断、购买及使用的药品,如对乙酰氨基酚混悬滴剂、枯草杆菌二联活菌制剂(妈咪爱)。

非处方药是依据"应用安全、疗效确切、质量稳定、使用方便"的原则在处方药中遴选出来的药物。美国将非处方药又称为"可在柜台上买到的药品"(Over The Counter),简称OTC,此已成为全球通用的俗称。

非处方药又分为甲类(红色 OTC 标识)和乙类(绿色 OTC 标识),甲类只能在药店和医院药房出售。乙类相对更安全、疗效确

切,经省级药品监督管理部门或其授权的药品监督管理部门批准的其他商业企业可以零售乙类非处方药。

虽然"处方药"和"非处方药"的分类方法和标准没有成人与儿童之分,但由于儿童尤其婴幼儿自身特殊的生理、病理特点,使其对药物的吸收、分布、代谢与排泄,以及对药物的反应都与成人有着较大的差异,用药稍有不慎,容易发生中毒或严重的药品不良反应,导致身体损害甚至死亡。因此,儿童使用非处方药时,不能与成人一样,由非专业人员(家长)自行判断、购买和使用。"非处方药"应在医生或药师的指导下购买和使用,使用后须加强观察,发现异常及时处理。医院医生开具的处方药和非处方药,应在医院药房调配,在药师的指导下使用。

▶ 2. 家长可否自行判断,为患儿购买及使用非处方药?

(答)　由于儿童自身特殊的生理特点,使其对药物的处置及对药物反应与成人有较大的差异,用药稍有不慎,容易发生中毒或严重的药品不良反应并导致身体损害甚至死亡。所以,对于非处方药,家长是否可以通过自行判断,为儿童购买及给患儿使用,应持慎重的态度。对于甲类非处方药,虽然属于非处方药,但使用不当仍存在安全风险,建议经医生评估,在医生或药师的指导下购买和使用,使用后须加强观察,尤其是甲类非处方药。

▶ 3. 怎样识别非处方药?

(答)　非处方药的包装盒及标签、说明书上印有国家药品监督管理局规定的非处方药专用标识"OTC",非处方药甲类为红色 OTC 标识,乙类为绿色 OTC 标识。另外,在药品包装或药品使用说明书上印制有相应的忠告语,具体内容为:请仔细阅读药品说明书并

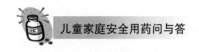

按说明使用或在药师指导下购买和使用!

另外须注意,并非生产同一成分、同一剂型的药品都同属处方药或非处方药,即某厂家的药品属于"非处方药",并不等于其他厂家生产的同一成分、同一剂型的药品都是"非处方药",所以,购买时须认定包装盒上的"OTC"标识。

▶ **4. 是不是非处方药就不会出现严重药品不良反应?**

（答）非处方药本身也是药,总体来说药品不良反应相对少些、轻些,但不是绝对的。有些非处方药在少数人身上也能引起严重药品不良反应,有时甚至能引起死亡,所以非处方药也要按照药品说明书的规定使用,不能随便增加服用次数,改变用药方法或用药途径。

▶ **5. 家庭可常备的儿童非处方药有哪些?**

（答）如家长具备一定的医、药学常识,有使用药品的经验,可在家里准备一些儿童应急用的非处方药,选择儿童用剂型,并应在医务人员指导下使用。

① 退热、止痛药:对乙酰氨基酚、布洛芬;② 祛痰药:盐酸氨溴索、乙酰半胱氨酸;③ 缓解鼻塞、流鼻涕用药:盐酸羟甲唑啉鼻腔喷雾剂;④ 腹泻用药:口服补液盐Ⅲ(处方药)、蒙脱石散、益生菌;⑤ 便秘用药:开塞露、乳果糖;⑥ 皮肤外用药:炉甘石洗剂、氧化锌软膏、莫匹罗星软膏(百多邦);⑦ 外伤消毒用药:碘伏、创可贴。

▶ **6. 在医生、药师指导下购买非处方药需注意什么?**

（答）非处方药虽具有安全性好、疗效确切、毒副反应小、质量稳定、应用方便、价格合理、易于贮存等特点,其标签与说明书内容较为详细,且通俗易懂。但是,若缺乏医药知识,不加注意购买和使用,反而会贻误疾病诊治,所以购买时需注意以下几点。

(1)购药前,应根据症状,结合自己掌握的医药知识,对疾病做出明确判断,并应有医生的指导或向药师咨询,以便准确选择药品。对于无法自我判断的疾病,应及时到医院就诊。

(2)购药时,应查阅药品说明书及药品包装盒上是否有"OTC"标识,因同一药品,由不同厂家生产,其处方药、非处方药的属性有可能不同。查阅药品的批准文号、注册商标及生产厂家等信息,对"三无"产品,绝对不能购买。

(3)购药时,将药品说明书上的药理作用、适应证、药品不良反应、禁忌等与疾病症状及自身情况对照,选定与病症相适应的药品。如存在禁忌,不可使用。

(4)应检查药品的包装是否完好,标签是否清晰,直接接触药品的包装是否有破损,药品是否过期、变质等。

(5)购买药品时,应要求开具发票,写清楚药名等,并妥善保管,以防不测。

十、药疗与安全用药

▶ 1. 什么叫家庭药疗?

答 家庭药疗一般是指:在没有医生或其他医务人员指导的情况下,恰当地使用曾经服用过的,确认自身对药物成分无过敏反应的"非处方药"(药盒及说明书标示"OTC"),用于缓解感冒等轻度、短期的症状及不适,或者用以治疗轻症疾病等。儿童是一类特殊群体,存在一定安全用药风险,所以家长不应按成人家庭药疗的方

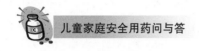

法对儿童实施家庭药疗。

▶ **2. 家庭药疗要注意什么?**

答 儿童生理、病理情况特殊,与成人差异较大,属于安全用药的高风险人群,如家长不具备一定的医、药学基本常识,不建议进行家庭药疗。具备医、药学基本常识,实施家庭药疗时也应注意以下几点。

(1)以往曾有医生、药师在相关方面的指导,要在这些专业意见的指导下实施。

(2)家庭药疗前,须仔细阅读药品说明书。

(3)用药须有适应证,并避免禁忌用药。

(4)患儿对所用药物有说明书载明"慎用"的情况时,应在医生指导下使用。

(5)须按说明书推荐的适合患儿的用法用量及疗程用药。

(6)联合使用多种药物时,应咨询医生或药师,以避免相同药物成分的药物同服,造成重复用药。

(7)同时使用存在药物相互作用的药品可能导致药效降低或增强,需尽量避免。

(8)关注说明书中载明的药品不良反应,对于轻微的不良反应,可在咨询医生或药师的情况下,先行观察,如出现严重的不良反应,则应及时到医院进行处理。

▶ **3. 家长可否自行购买、使用处方药?**

答 儿童(尤其是婴幼儿)自身生理、病理情况特殊,其对药物的反应与成人有着较大的差异,用药稍有不慎,容易发生严重的药品不良反应,导致身体损害甚至死亡。因此,儿童用药须非常慎重,尤其是处方药。处方药必须由儿科医生诊断、开具处方后,经医院药师调配,在药师指导下使用。原卫生部《处方管理办法》(2007年)规定,医院医生开具的儿科处方须在医院内由药师审核后调配,不应在院外药店调配购用。

▶ 4. 家庭备药须注意什么?

(答) (1)同成分的药品只保留一种(一种规格/剂型)。如布洛芬混悬液和滴剂只备一种即可,以免发生用药错误。

(2)家里不要放过多的药品。

(3)一般只备非处方药,因处方药务必在专业人员的评估指导下使用,而孩子每次的疾病情况都有可能不一样,上一次的使用情况不可以作为经验给孩子再次使用。

(4)药品要放置在阴凉、干燥的地方,避免阳光直射,也避免受潮。如果发现药品出现变色、潮湿、发霉、结块、异味等情况就不能再使用。

(5)用药前要留意药品有效期,过期的药品不能给孩子使用。

十一、儿童安全用药的注意事项

▶ 1. 怎样才可做到安全、有效、经济地用药?

(答) 安全、有效、经济用药就是应该做到:根据病情、患者体质和药物的全面情况适当选择恰当的药物,真正做到"对症下药",同时以恰当的剂量、在适当的时间准确用药,并注意该药物的禁忌、药品不良反应、相互作用等。另外,还要注意尽量少花钱。这样就可以做到安全、有效、经济地用药了。

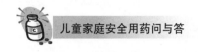

▶ **2. 你知道儿童安全用药的注意事项吗?**

答（1）在医生或药师的指导下用药。不能未经医生确认擅自用药。即使是类似的症状病因不同选药也可能有差异。

（2）使用儿童专用药物,确保有效、安全及给药方便。

（3）用药前仔细阅读说明书或药品标签信息,全面了解所用药品的信息。

（4）了解所用药物的主要成分,检查药物成分是否为以往曾用,而且发生过过敏的药物成分,如是,不应再用;如同时服用两种或以上药物时,检查是否有相同成分药物,以免剂量加大,造成药物中毒。

（5）了解药物的适应证,选择有儿童适应证的药物,不要把成人的药物减半给儿童服用。

（6）了解药物对儿童的禁忌,询问医生或药师所用药物对儿童有没有禁忌。

（7）正确理解用法用量,严格遵照医嘱或说明书上的用药时间、用药方法、用药间隔、用药次数和用量等,如医嘱与药品说明书不一致时,须向医生咨询确认。尽量避免超出说明书规定的剂量用药,因为超剂量可能会引发药物中毒,而剂量过小则难以发挥药物疗效。

（8）了解药物是否能与食物、饮料、牛奶等同时服用。如不确定,咨询医生或药师。

（9）询问医生或药师服用这种药物时是否需要对某些食品忌口。

（10）了解儿童的确切体重,以便医生准确计算剂量。对在医生指导下自购的药品,如不确定剂量计算方法,不要盲目猜测。如儿童体重异常,要由药师或医生来确定用药剂量。

（11）在医院药房领取药物时,核对药品名称是否和医生所开药物一致。必要时打开药瓶,查看药品外观、性状、气味等,如有疑问,立即咨询药师;在药店购买药品时,检查药品的包装是否完好,有没有任何被打开的痕迹或标签不清的情况。

（12）使用药品附带的量器(量杯等),不要随意使用日常生活中的汤匙给药,否则剂量可能不准确。

（13）尽量不混合用药。因为多种药物混合在一起,会发生物理、化学反应,可能会影响药物的吸收、降低药物疗效,甚至引发潜在的药品不良反应等。

（14）在给儿童喂药前,一定要检查药品包装是否完好;打开药瓶检查药物的颜色、性状和气味是否有异常。否则不应再用。

（15）给儿童服药时要看清用法用量及注意事项。

（16）要重视药物的存放,药物要放在儿童不易拿到的地方。不要让儿童单独接触药物,如果在喂药过程中家长需要离开,必须先将药物收好,以避免儿童误服而造成中毒。

（17）儿童专用药物要独立保存,外包装上应标识明确,尤其是剂量。

（18）不要把药品说成糖果,家长应告诉孩子为什么要吃药,没病吃药会引起哪些严重后果。

（19）药袋要标示好药品信息,仔细核对药袋上的姓名、药品总量。

（20）自购药品,最好选择防儿童开启瓶包装的药品。

▶ **3. 安全用药"五步曲",你记住了吗?**

答（1）看病时,告诉医生病情:说清楚、讲明白。说清楚、讲明

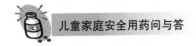

白患儿的症状,正在服用的药品,曾对哪些食物、药品、物质(如花、草、精油、动物皮毛等)过敏,既往病史。

(2)到药房取药时:看清楚、问明白。① 看清楚:药袋上姓名、就诊卡号是否为患儿本人的信息;药品名称、用法用量是否清楚。② 问明白:对看不懂的药品使用方法要问;对更换药品或用法有疑问的要问;不能同时吃哪些食物或药品要问;药品开瓶后怎么保存也要问。

(3)回到家吃药时:看清楚、遵照医嘱用药。① 看清楚:吃药时,要在光线充足的地方,仔细看清楚药品说明书上所有的提示或药袋、标签上的信息等。② 遵照医嘱用药:一定要听医生和药师的话,按规定的用法用量使用,不可随便停药或更改用法。

(4)放置药品时:标示清楚、正确存放。① 标示清楚:常备药品(如维生素等)或外用药要标示清楚"用途、用法",最好以荧光笔标划"有效日期"。内服及外用药应分开存放;药品未用完前,尽可能保持原有包装及药品说明书,不要丢弃有标示药名、用法的药袋,每次使用时再细读一次,确保无误。② 正确存放:通常以"避光、干燥、阴凉"为原则。阳台、厨房、浴室、车上、暖气间内都不适宜存放药品;散装药品最好以不透明容器贮存;家中有孩子,应将药品置于高处;需冷藏的药品,应特别注意冷藏的温度是 $2 \sim 8 ℃$,应放置于冰箱冷藏室存放。

(5)有疑问时:问药找药师或医生,选好非处方药(如需要)。① 问药找药师或医生:服药前如有任何有关药物的疑问,服药后有任何不适症状或问题,应该与药师或医生联系、咨询。② 选好非处方药:非处方药的优点是安全性相对较好、疗效确切、毒副反应小、质量稳定、应用方便、价格合理、易于贮存等。而且标签与说明书颇为详细,且通俗易懂。但是,若缺乏医药知识,盲目购买使用,反而会贻误诊治或加重病情。所以要在医生、药师指导下选择。

▶ **4. 为什么有些药物用药前需要做皮试? 儿童做皮试需要注意什么?**

答 (1)皮试是皮肤敏感试验的简称。有些药物在临床使用过程中容易发生过敏反应,用药前需要做皮试。如青霉素类药物、破伤风抗毒素(TAT)、精制抗狂犬病血清、结核菌素等。常见的过敏反应包括皮疹、荨麻疹、皮炎、发热、血管神经性水肿、哮喘、过敏性休克等,其中以过敏性休克最为严重,甚至可导致死亡。为了防止过敏反应的发生,特别是严重过敏反应的发生,一些容易发生过敏反应的药物在使用前需要做皮试,皮试阴性的药物才可以给患儿使用,皮试阳性的一般应禁止使用。个别药品如破伤风抗毒素(TAT)、精制抗狂犬病血清等皮试阳性但又必须注射的特殊药品,应在医院严密观察下实行"脱敏注射",并做好抢救准备,一旦发生过敏性休克,立即抢救。

(2)皮试前应告知医生近期用药史、药物过敏史及家族成员过敏史。另外儿童不宜空腹进行皮试,因有些儿童空腹时注射给药,会发生眩晕、恶心等反应,易与过敏反应混淆。皮试后,家长要带孩子继续在注射室观察一段时间,要保持安静状态,避免随意走动及情绪波动、剧烈运动。不可搔抓或揉按皮试部位的局部皮肤,以免影响观察结果。观察期间如孩子感觉不适,如头晕、面色苍白、出冷汗、皮试处皮肤出现皮疹,则应立即告知护士。

▶ **5. 在家给儿童用药须注意什么?**

答 (1)对于有慢性疾病、遗传病、肝肾功能不全或严重过敏史等

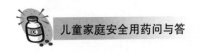

情况的患儿,使用任何药品前都应该更加谨慎,应在医生或药师的特别指导下使用。

（2）儿童必须在成人监护下使用药品。

（3）用药期间密切关注患儿状态,如服用过量或出现严重药品不良反应,应立即就医。

（4）服用药品后症状未见缓解,应到医院就医。

（5）如需合用其他药品,应咨询医生或药师。

（6）不能随意使用以往未使用过的药品,除非是经医生诊治开具处方的药品,或经医生、药师指导购买的非处方药。

▶ 6. 这些服药禁忌你知道吗?

答（1）避免误用药品:给患儿用药前须仔细阅读说明书和核对药品,以免拿错药、用错药。

（2）不擅自换药或停药:给患儿使用药品必须严格遵照医嘱持续用药,擅自换药可能引发严重后果,过早停药可能无法彻底治疗疾病,导致疾病复发。

（3）不用果汁或牛奶送服药品:果汁中含有果酸,牛奶会使某些药物发生析出或沉淀,可能会降低药效,除非经医生、药师确认可以用果汁、牛奶送服。使用温开水送服最稳妥,这不仅可以避免药品不良反应,而且也有利于药物的吸收。但服用镇咳糖浆时,直接服用效果最佳,不需用温开水送服。

（4）不强行喂药:强行喂药可能增加患儿对药品的抗拒,如果药水不小心呛进患儿的气道,不仅会引起剧烈的咳嗽,还可能导致吸入性肺炎。针对喂药困难的情况,家长可以借助药匙、滴管、喂药器等辅助工具,或用游戏和奖励的方式让患儿配合服药。

▶ 7. 为何儿童要谨慎使用镇静药物?

答 有特殊病史的儿童如果必须使用镇静药物,应严格遵医嘱,因为镇静药物使用不当会导致儿童呼吸抑制。另外,当儿童服用镇静药物后,父母应陪伴并注意观察儿童的精神状态和其他药品不良反应,如发现异常应立即就医。

▶ 8. 为什么成人用药物不能随意用于儿童?

答 有些家长觉得成人用药物药效强,为使患儿尽早痊愈而将成人药减量给患儿服用,这是非常错误的。

（1）成人用药物的剂型、规格、成分的配比及辅料成分等往往不适合儿童使用。如随意使用会影响治疗效果及存在安全风险。

（2）大多数成人用药物没有在儿童、幼儿中进行过临床研究,其在儿童中使用的有效性、安全性无法保证,也没法制定儿童的用药方案。

（3）成人用药物的药品说明书只有成人的用药剂量指引,而儿童用药剂量的计算较复杂(不同年龄段的儿童用药剂量也不同),与成年人的用药剂量计算方法有异,所以不能简单地按照年龄或体重推算儿童的剂量,用量过小影响疗效,用量过大可能发生毒性反应。

因此,成人用药物不能随意用于儿童。

▶ 9. 为何要尽量选择儿童专用药品?

答 儿童专用药品包括适于儿童使用的各种剂型、规格等药物制剂。儿童用剂型包括溶液剂、颗粒剂、混悬剂等,儿童使用这些药物制剂,不但用量精确,儿童也易于接受。另外,儿童专用药物经过临床研究,其有效性、安全性得到保证。儿童专用药物也有儿童

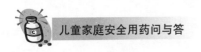

专门的用法用量,在一定程度上确保了儿童用药的有效性和安全性。所以同种药品有儿童制剂的应选用儿童专用制剂,没有儿童制剂的,须经医生、药师确认后才使用。

▶ **10. 如何选择适合儿童使用的药品?**

（答）主动向医生说明患儿的年龄、服药的情况与需求,希望优先选用溶液剂、糖浆、混悬剂等容易服用的药品。如没有以上剂型药品时,选用专门为儿童设计的固体药品,如颗粒剂、容易咬碎的咀嚼片等。在药店购买 OTC 药品时,也应主动告知患儿年龄、服药的情况与需求,请药师推荐儿童适用的药物制剂。

▶ **11. 肾功能不全儿童的用药家长应该注意什么?**

（答）肾功能不全儿童的家长应了解以下注意事项,并配合医生用药和治疗。

（1）明确诊断后才由医生针对肾功能情况,有针对性选药。

（2）避免或减少使用对肾毒性大的药物。

（3）特别注意避免与有肾毒性的药物合用。

（4）必要时进行血药浓度监测,由医生、药师调整安全的用药剂量。

（5）定期检查肾功能,依据肾功能情况及时调整用药方案和药物剂量。

十二、哺乳期用药与儿童用药安全

▶ **1. 哺乳期用药要注意什么?**

（答）哺乳期妇女用药后,药物吸收到血液,再从血液进入乳汁,婴儿在吸取乳汁的同时,也将药物吸取。几乎所有能进入母乳血液循环的药物均可进入乳汁,再通过乳汁转运被哺乳儿吮吸而吸收。大多数药物进入乳汁的量不多,故一般不至于给哺乳儿带来危害,然而一些药物在乳汁中的排泄量较大,如红霉素、磺胺甲噁唑、巴比妥类、地西泮等(可向医生、药师咨询了解在乳汁中排泄量较大的药物品种)。哺乳期妇女服用这些药时就应考虑对乳儿的危害,应避免使用。

哺乳期妇女用药的原则是:尽量减少药物对乳儿的影响。哺乳期妇女如需服用药物,应在医生或药师指导下用药。如药品对乳儿影响较大,则应停止哺乳,暂时由人工喂养替代。

▶ 2. 根据哺乳期妇女用药对婴儿产生的危害程度,药物大致可分为哪几类?

答 美国 Thomas W. Hale 博士所著 *Medications & Mothers' Milk* 一书,对哺乳期用药危险性进行"L 分级",按危险性分为:L1 级(适用)、L2 级(可能适用)、L3 级(中等安全)、L4 级(有潜在危险)、L5级(危险)五类。

《中国国家处方集(化学药品与生物制品卷·儿童版)》根据哺乳期妇女用药对婴儿产生的危害程度,大致把药物分别为以下四类:

(1)哺乳期间常规剂量使用相对安全的药物:这类药物使用常规剂量时,一般相对安全,如对乙酰氨基酚等。

(2)哺乳期间常规剂量下可能安全的药物:此类药物使用常规剂量时,对乳儿的影响未知,即使有影响也较温和,如氢氯噻嗪(低剂量)、美拉唑等。虽然如此,如需使用,也应慎重。

(3)哺乳期间有潜在危险的药物:哺乳期妇女应避免或谨慎使用这类药物,尤其是在对新生儿或早产儿哺乳期间,如阿替洛

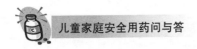

尔、抗组胺药、长效苯二氮䓬、西酞普兰、避孕药、多塞平、氟西汀、碘造影剂、含锂制剂、甲硝唑、呋喃妥因、苯巴比妥(抗惊厥剂量)、吡罗昔康、索他洛尔、文拉法辛等。

(4)哺乳期间不安全的药物:哺乳期妇女如需服用这些药物,需停止母乳喂养,如金刚烷胺、胺碘酮、血脂调节药(不包括树脂)、抗肿瘤药、大剂量阿司匹林、氯霉素、氯氮平、安乃近、碘化物、放射性碘等。

作为哺乳妈妈,应知晓哺乳期用药风险的分类情况,使用药物时,要具体明确所用药物属于哪个安全类别,具体以药品说明书或专科参考资料为准,建议咨询医生、药师。

十三、儿童误服与药物中毒的防范与处理

▶ 1. 误服药物有哪些危害?

答 孩子误服药物很容易出现药品不良反应,如喹诺酮类抗菌药可能影响儿童骨骼发育;晕车药可能影响儿童神经系统;儿童的黏膜较为脆弱,误服外用药会腐蚀食管;误服降压药可能出现低血压等症状;误服较大的药片,还可能造成呛咳,引起窒息。药物中毒多出现恶心、呕吐、腹痛、腹泻及步态不稳等症状,婴幼儿以惊厥为主要表现。一旦怀疑孩子误服药物,务必马上就医。

▶ 2. 儿童误服药物是如何发生的?

答 主要与儿童本身、家长监护及药物本身等因素有关。儿童心理处于发育成长时期,他们好奇心强,分辨能力差,不能辨别有害或无害,一些药品的色彩、形状及甜味糖衣对他们都有极大的吸引力。而且,儿童活动能力增强,活动范围增大,容易接触到有毒物

质,如药物存放不当,孩子可以拿到,就很容易把药物当作糖果误食。加之,孩子喜欢用手、用嘴来探索多彩的世界,加上模仿能力极强,也可能偷偷模仿家长吃药,导致误食。

▶ 3. 发现儿童误服药物应如何处理?

答 家长可对孩子进行简单地催吐后送医院检查治疗,这适用于年龄较大、神志清醒和配合的孩子,一般在误服后第一时间进行,可用手指、筷子、棉棒等刺激孩子咽部引起反射性呕吐。有严重心脏病、食管静脉曲张、溃疡病、昏迷或惊厥的患儿及 6 个月以下的婴儿不能催吐。

误服药物后,家长不要责骂,否则孩子只会哭闹,不但不说出真实情况,还会拖延时间,增加救治难度。应尽快找到误服药物,了解服用剂量,弄清服用时间,及时掌握情况,为下一步救治提供信息。如果不清楚误服何物,要将装药品的瓶子及孩子的呕吐物一同带往医院检查。

▶ 4. 你知道这些防止儿童误服的小常识吗?

答 (1)要避免儿童因好奇心误服药物,家长应告诉孩子为什么要吃药。没病时,吃药反而可能引起严重后果。

(2)给孩子喂药时不要骗他们说这是糖果。一旦给孩子错误认知,很可能带来两种不良后果:要么他们认为药就是糖果,为今后误服埋下隐患;要么他们发现药不好吃,今后抗拒吃药。

(3)一定不要让孩子单独接触药。如果在喂药的过程中家长需要离开,必须将药物收好。

(4)要注意保管好药物,放置在孩子看不到、拿不到的地方。

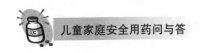

▶ **5. 你知道目前儿童发生药物中毒的现状吗?**

答 近年来,儿童药物中毒现象呈上升趋势,已成为儿童意外伤害的主要原因之一。低龄儿童往往是儿童药物中毒的高发年龄段,以1~3岁幼儿居多,男孩多于女孩,农村儿童多于城镇儿童,以在家中误用药物为主。

▶ **6. 儿童在家里发生药物中毒的常见情况包括哪些?**

答 (1)儿童误服:误服是引起幼儿及学龄前儿童药物过量及中毒的最常见原因,由于家长把药放在随手可拿到的地方,孩子容易拿到药品,在好奇心的驱使下误服药物。

(2)家长错误用药:由于家人对药物一知半解,缺乏基本用药安全知识,给孩子错误用药,如把成人药减量给孩子吃、喂药剂量不准确或给错剂量、同时喂孩子服用成分相同的两种药等。

(3)其他情况:如哥哥、姐姐模仿大人喂药,给弟弟、妹妹喂药,儿童赌气或情绪受到刺激等原因故意服用药物。

▶ **7. 误服哪些药物容易引发儿童中毒?**

答 一些治疗普通疾病的药品如不小心被儿童误服,也容易引起儿童的中毒反应。如感冒药(复方氨酚烷胺片、氨麻美敏片等)、抗精神病类药(地西泮、艾司唑仑等)、降血压药(氨氯地平、卡托普利等)、降血糖药(二甲双胍等)、非甾体抗炎药(阿司匹林等)、抗组胺药(氯苯那敏等),等等。

▶ **8. 儿童药物中毒的途径?**

答 消化道吸收、皮肤接触、呼吸道吸入、肌内或静脉注射、经创伤口和创伤面吸收等。其中,以消化道吸收(口服途径)为最常见的中毒途径,可高达90%以上。

▶ 9. 如何防范儿童药物中毒?

答 (1)家庭方面

1)管好药品:家长必须妥善保管好家里的药品,药品用专门的药箱收纳并上锁,每次用完药后要把剩余的药品立即收好。在保存药品时,将成人药品与儿童药品、外用药品与口服药品分开放置,以免用错。

2)勿擅自用药:应在儿科医生指导下用药,家长切勿擅自给患儿用药,不要轻信偏方,更不可把成人药随便给患儿服用。

3)用药前要核对剂量:家长在每次给患儿喂药时要严格遵从医嘱,认真核对药品包装上的标签,确保给患儿喂的是正确的药物和剂量,不可擅自加大药量。最好两人核对后再喂。家长应仔细阅读药品说明书,了解药物的成分,避免重复用药。

4)避免多处就诊:部分家长由于过分担心患儿病情,一天之内多处就诊,而每次就诊时用药往往记不清或没有将全部用药情况告知医生或就诊医生没问清楚,导致用药重复、过量而中毒,因此,家长在带患儿就诊时最好找相对固定的儿科医生就诊,并详细询问药物的用法。

5)对非独生子女的家庭,要加强对第一个孩子的安全教育、卫生教育,不要让其模仿喂药。

(2)儿童方面

1)对孩子要实话实说:要想避免儿童因好奇心误服药物,家长就应告诉孩子为什么要吃药,一定不要让孩子单独接触药物。

2)家长应避开孩子服药:为了避免因模仿带来的悲剧,家长

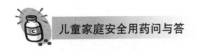

用药时应避开孩子。

3）现在有些药物有儿童不易打开的安全瓶盖,有条件的家庭可选择这类包装的药物,可更好地避免儿童误服。

4）家长应该从小教育孩子知道药品的危害,而且药品必须在父母的监护下服用。要告诉孩子,哪些是食物、哪些是药品,培养他们的分辨能力,遇到不明来源的东西,先问问家长能不能吃,避免毒从口入。

▶ **10. 什么是"防儿童开启包装"?**

⊛ 防儿童开启包装,是指 5 岁以下儿童在一定的时间内难以打开,而成人容易打开使用的包装或容器。一般有如下几种:

（1）压扭盖包装,须同时按压和扭转来完成开盖。

（2）掀盖包装,使用时需要将盖与瓶上的记号（箭头）对准,在瓶子凸缘缺口处掀开瓶盖的凸耳,才可将包装打开。

（3）泡罩式包装,要求从边角上撕开背面粘贴纸,或用力把内装物从背面压出才可打开。

（4）拉拔盖包装,由外盖下部带有 2 个向内凸的舌头和内塞组成,需加一定的力作拉拔动作以克服内塞与瓶口间的摩擦力才可打开。

（5）迷宫式盖及单剂量药物防儿童包装、卡口片防儿童瓶等。

十四、药品的安全存放

▶ **1. 家庭常备药品如何正确存放?**

⊛ （1）成人药品和儿童药品要分开存放,建议为儿童设置专用小药箱以免儿童错服成人药品。

（2）药箱要放在阴凉、干燥、通风、温度适宜的地方,避免阳光直射;也要放在不容易被儿童接触到的地方,以防发生误食。需要冷处保管的药品应放在冰箱保鲜层。

（3）内服药和外用药应分开存放,五官科制剂(滴眼、滴鼻、滴耳剂)与外用药分开。功效不同分类放置,贴上标签,写上药名、规格、用法及主要作用等。

（4）保留原包装和说明书:药品未用完前,尽量保存原包装,包括包装袋、药盒、药品说明书、有效期等相关资料。如无原包装,应选用干净的小瓶,干燥后装药,并将药物的名称、用法、剂量、批号等写清楚贴在药瓶上。

（5）已拆封的不同药品不要放在同一个容器中,以免药品之间"串味"或产生化学作用。

（6）外观相似的药品应做好标记,避免误服。

（7）注意贮存条件,严格按照药品说明书的要求存放药品,因药品保管不当会导致药品变质失效,甚至增加毒性。"常温"指$10 \sim 30℃$;"阴凉干燥处"指不超过$20℃$的干燥地方;"冷藏"指放在$2 \sim 10℃$的冰箱中贮存;"避光"指避免阳光直接照射;"适宜的湿度环境"指相对湿度为$35\% \sim 75\%$。

（8）密封保存:空气中的氧气能使药物氧化变质,无论是内服药还是外用药,用后一定要盖紧瓶盖,以防药物氧化变质失效。

（9）干燥环境保存:有些药品极易吸收空气中的水分,而且吸收水分后便开始缓慢分解失效。药瓶一旦开封后,要把棉花或干燥剂扔掉。因为棉花或干燥剂是在密封的环境中起干燥作用的,而药瓶打开通气后,棉花或干燥剂会吸收药瓶外面的水分,这时再将它放回瓶子里反倒会将潮气带给药物。

（10）所有药品(未开封)应在有效期内使用,开封后的药品应

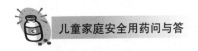

尽快使用。如果药品外观性状发生改变,即便在有效期内,也不能再使用。

(11)家里不需要囤放过多的药品,定期(每隔2~3个月)检查药品的有效期及外观性状,过期药品及变质、潮解、霉变药品要及时清理。

▶ 2. 你知道药品的贮存温度吗?

答 药品保管不当会导致药品变质失效,甚至增加毒性,故应严格按照药品说明书的要求存放药品。药品的贮存温度为:冷处保存为2~10℃,阴凉处保存应不超过20℃,凉暗处保存为避光且不超过20℃,常温保存为10~30℃。

▶ 3. 已经开封但没有过期的药品,还能服用吗?

答 尽管药盒上标注的有效期表明药品没有过期,但是如果药品已经开封较长时间,发生受潮、变质,是不能用的。如果药品出现以下情况也不能使用:① 片剂,变色、潮湿、发霉、开裂、斑点或片剂之间互相粘连;② 冲剂和散剂,结块、发霉、潮湿;③ 丸剂:表面皱缩、变色、霉斑、虫蛀、异味;④ 糖浆、口服液:变味、变色、冒泡、发霉、沉淀等。

▶ 4. 药品有效期和失效期,你会识别吗?

答 有效期是指药品被批准的使用期限,其含义为药品在一定贮存条件下,能够保证质量的期限。药品有效期的表示方法,按年月顺序,一般可用有效期至某年某月。如药盒上写了有效期"2017年6月",意思就是说2017年6月都是有效的,可以一直用到2017年6月30日。

失效期是指：药品在一定贮存条件下，可以使用到药品标识物上所标明月份的前 1 个月的最后 1 天为止。例如：标示失效期"2017 年 6 月"，说明这个药只能用到"2017 年 5 月 31 日"，6 月 1 日就不能用了。

▶ 5. 过期、变质药品如何处理？

（答）首选送至过期药品回收点，如果不清楚或者没有找到过期药品回收点，比较合适的做法是将过期药品毁形后密封好，再丢弃。对于有害、污染环境的药品，按照有害垃圾分类处理。对需要特殊处理的药品，必要时可咨询药师。

十五、静脉输液的安全使用

▶ 1. 为何说输液风险很大？

（答）输液风险大，主要是由于使用输液后，其药品不良反应发生率和严重程度要高于其他给药途径（口服、肌内注射）。输液产生的速发型过敏反应有可能造成过敏性休克，甚至会危及生命。输液等于直接把身体原来封闭的静脉开放了，容易把细菌、病毒引进血管里，造成健康隐患，增加感染的风险。

▶ 2. 使用静脉输液有哪些风险？

（答）（1）静脉输液输注量较大，注射剂中的不溶性微粒可造成血管栓塞、诱发静脉炎、肉芽肿形成，引起组织损伤、器官病理改变甚至死亡。

（2）静脉输液可引起热原反应，临床表现为发冷、寒战、面部和四肢发绀，继而发热；可伴有恶心、呕吐、头痛、头昏、烦躁不安等。

（3）静脉输液还可增加药品不良反应的发生风险,如过敏反应、热原反应、局部刺激、溶血反应、容量负荷等,注射的品种越多、疗程越长,发生药品不良反应的概率也会增加。

（4）静脉输液速度过快、浓度不合适,或短时间内输入过多的液体和药物,不仅会增加心脏负担,引起肺部水肿,而且还可导致药物中毒,甚至因心力衰竭而危及生命。

因此,儿童不要轻易静脉输液,能不用就不用,能少用不多用;能口服不输液,危重症除外。

▶ 3. 家长如何配合防范输液风险?

（答）（1）医生开具输液处方时,可询问医生开的是什么药,这些药的作用是什么。如有药物过敏史和正在服用其他药物的要主动告诉医生。

（2）在药房取输液相关注射剂时,询问药师这是什么药,治疗什么病,了解药品相关的不良反应和注意事项后,再交给护士。

（3）护士打针前,询问护士输注时注意什么,同时核对患儿姓名。

（4）不得擅自调整输液速度。输液的速度是根据药物的特点和安全性而设定的,不能随便更改。如果随意将速度调快,液体大量涌入血管会增加心脏的负担。另外,很多药物对血管有刺激性,如果输液速度过快容易发生静脉炎等不良反应。

（5）注意观察输液不良反应。输液操作是直接开放静脉,药物本身及输液操作都可对患儿造成严重不良反应和输液反应。如果输液过程中患儿出现不适或冒汗、心慌、呼吸困难、发抖、高热等反应,要及时告知医护人员。

▶ 4. 静脉输液适用于什么情况的儿童?

答 (1)年龄小的儿童,因其口服给药难度大、体液含量比例高、体液平衡调节能力差,所以静脉输注药物是年龄较小的儿童常用的治疗方法。年龄较大的儿童则推荐口服。

(2)危重新生儿,静脉给药可直接进入血液循环,是救治危重症患儿较可靠的给药途径。

(3)严重、紧急疾病,口服药不能快速治疗或缓解疾病的,如急性肺炎、休克等口服用药起效慢、效果不明显,需输液治疗。

(4)由于各种原因无法进食时。如昏迷、严重呕吐或腹泻等,无法正常进食,只能通过输液的方式进行营养的补充及药物摄入。

(5)必须经过输液补充给药的特殊药物。

▶ 5. 输液时家长如何监护患儿?

答 (1)输液瓶上应有患儿的姓名、药品名称与剂量等,输注前,家长可配合核对是否为患儿的用药。

(2)输注过程,密切观察患儿的反应,如出现异常,马上通知护士停止输注。

(3)输注时,配合检查输液溶液内有没有不溶性颗粒,药液是否出现浑浊、结晶、颜色改变或其他异常情况,如发现异常,须通知护士立即停止输液。

(4)输注期间应严格保证药液及输注系统无菌,所以不能用手触摸输液系统。

(5)输液期间不应离开病房,以免发生药品不良反应后不能及时处理。

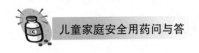

▶**6. 可否把1天的药集中1次输注完?**

答 不能。因为每种药物1天的给药次数是根据药物的代谢、消除特点并经过严格、规范的临床研究后确定的,有些药可以1天用药1次,而大多数药物需要1天用药2~4次甚至更多次。只有按照规定的给药次数用药,才可获得应有的治疗效果,并且保证安全。家长不可以为了方便,要求医生或护士将1天的药集中1次输注完。

十六、外用药、五官科用药的正确使用

▶**1. 如何正确使用皮肤外用药?**

答 皮肤外用药常见种类有:粉剂、软膏剂、乳膏剂、外用溶液剂、硬膏、喷雾剂、贴剂、外用片剂等,以下举例说明几种剂型的正确使用方法。

(1) 软膏剂与乳膏剂:清洗擦干皮肤后再涂药于患处,轻轻按摩,使药膏均匀分布于患处。软膏涂抹后可用油纸覆盖,以防衣物蹭掉;乳膏剂用药后应暴露患处,不要包扎。

(2) 外用溶液剂:多用于湿敷,需使用比创面大的消毒纱布浸透外用溶液,略拧干,敷在创面上,隔15~30分钟更换1次。

(3) 外用片剂(如高锰酸钾片):应溶解后配成溶液外用,儿童用药一般应用1∶5 000高锰酸钾溶液(0.1 g加入水温37~39℃的500 mL温开水中配制)。

▶**2. 儿童皮肤用药要注意什么?**

答 儿童的皮肤结构特别,吸收功能良好,同样剂量的药物儿童涂抹后吸收的药量和血药浓度均较成人多和高,所以经皮肤给药时要注意药物的用量,不要过多涂抹,以免造成药物蓄积中毒。

▶ 3. 激素类外用软膏可以长期、大面积使用吗?

答 长期、大面积使用激素类药膏,如地奈德乳膏、倍他米松软膏,会造成皮肤大量吸收激素进入机体,引发药品不良反应,甚至对儿童生长发育造成影响,所以不宜长期、大面积使用,感染性皮肤病禁用,且不得用于皮肤破溃处。

▶ 4. 如何正确使用滴鼻剂?

答 (1)洗净双手,让患儿平躺,肩背部垫高,头往后仰起,鼻孔朝天。

(2)按照医生规定的滴数,将药液滴入患儿双侧鼻孔,轻轻按压患儿双鼻翼,使药液充分到达病灶。

(3)保持上述姿势3~5分钟后再坐起。

(4)如果患儿是特殊部位的鼻窦炎(如上颌窦炎、前筛窦炎、额窦炎),应取侧卧位,垫高肩部,头偏向患侧并向肩部垂下,先滴患侧鼻孔,3~5分钟后滴另一侧。具体根据专科医生的意见实施。

▶ 5. 如何正确使用滴耳液?

答 (1)洗净双手,用湿纸巾清除患儿耳内脓液并保持耳内干爽,将其头歪向一边或侧躺在床上,将耳郭向下和向后拉伸,以打开耳道。

(2)按照医生规定的滴数,将药液滴入患儿耳内,并用手指轻轻按压耳屏3~5次,以帮助药液流入耳内。

(3)随后患儿保持侧躺姿势5分钟以上,使耳内黏膜充分吸收药物,以达到治疗的效果。

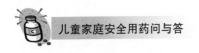

▶ 6. 如何正确使用滴眼液?

答 (1) 洗净双手,用手指轻轻拉开患儿下眼睑。

(2) 将药液滴入患儿下眼睑和眼球之间的结膜囊内,尽量不要滴在黑眼珠上。

(3) 注意滴眼液瓶口不要碰到患儿的眼睛或睫毛,或家长的手,防止眼药水的污染。

(4) 滴眼液滴入后,用手指压住患儿内眼角 2 分钟左右,以防止药液顺着鼻泪管流入鼻腔。

(5) 用干净纸巾擦掉流出的多余药液。

(6) 滴眼液使用后,要马上拧紧瓶盖,放于温度合适的地方。

十七、雾化吸入药物的安全使用

▶ 1. 雾化吸入给药有什么优点?

答 雾化吸入是儿童呼吸道疾病常用的治疗手段,是药物经过雾化吸入装置转化为可吸入的细微颗粒,通过雾化者的口腔、鼻腔吸入,药物颗粒沉积在呼吸道和肺部,从而发挥药效的一种治疗方式。相比输液和口服用药,具有起效快、局部药物浓度高、用药量少、应用方便及全身药品不良反应少等优点。

▶ 2. 你了解雾化吸入装置吗?

答 雾化吸入装置是一种将药物转变为气溶胶形态并经口腔(或鼻腔)吸入的药物输送装置,包括雾化器和雾化连接装置两部分。雾化连接装置通常连接有口管或面罩,对于年龄较小的婴幼儿,通常选用面罩,尽量完全罩住口鼻,防止药物进入眼睛产生不必要的副反应。如患儿愿意配合,接口管的效果优于面罩,最好的是口含式的接口。雾化时保持储雾罐垂直,让患儿正常呼吸即可。

▶ 3. 如何判断家用雾化器是否符合要求?

答 理想的家用雾化器应体积小、噪声低、出雾效率高、使用方便,最关键的是保证雾化药液粒径在 1~5 微米,因为只有在这个范围内的颗粒才能到达下呼吸道和肺部。3~4 毫升药液应在 10~15 分钟全部雾化输出。

▶ 4. 儿童雾化吸入治疗时有哪些注意事项?

答 (1)按药品说明书要求贮存,使用前应仔细检查药品,确保药品在有效期内,颜色和性状均正常。

(2)应严格遵医嘱配制雾化液,不能擅自将非雾化剂型液体药物经雾化使用。

(3)配制药品前,家长应注意洗净双手后再配制。

(4)配制的雾化药液不能过少或过多,一般用量为 3~4 毫升,如药量体积不够,应使用生理盐水稀释。

(5)雾化吸入制剂应开瓶后马上配制,现配现用。

(6)雾化吸入治疗前 30 分钟不应进食,清洁口腔分泌物和食物残渣,以防雾化过程中气流刺激引起呕吐。

(7)雾化吸入治疗前应洗脸、不抹油性面膏,以免药物吸附在皮肤上。

(8)最好让患儿在安静状态下吸入,若患儿哭闹,建议暂停雾化。

(9)雾化吸入治疗中应按医嘱将药液配制好放入雾化吸入器内,观察出雾情况,注意勿将药液溅入眼内。

（10）雾化吸入治疗中应引导患儿采用舒适的坐位,也可采用半坐位或半卧位,用嘴深吸气、鼻呼气方式进行深呼吸,使药液充分达到支气管和肺部。

（11）雾化过程中要注意观察患儿的面色、神志、反应,一旦发生异常,应立即停止雾化并采取相应措施。

（12）雾化后应及时洗脸或用湿毛巾抹干净口鼻部周围的雾珠,以防残留雾滴刺激口鼻周围皮肤,引起皮肤过敏或受损。

（13）雾化后同时用生理盐水或温开水漱口。年幼患儿可用棉球蘸水擦拭口腔后,再适量喂水,以减少口咽部的药物沉积,减少真菌感染及药品不良反应的发生。

（14）雾化吸入治疗后,须对雾化吸入装置进行清洁,晾干后存放在合适的地方,以防受到污染后成为感染源而影响治疗。

（15）雾化吸入装置应该专人专用,避免交叉污染。

▶ 5. 患儿处于什么状态时雾化治疗最好?

（答）最好让患儿在安静状态下吸入,若患儿哭闹,建议暂停雾化。因为哭闹时吸气短促,雾化微粒主要以惯性运动方式存留在口咽部,难以进入下气道,而且烦躁不安也使面罩难以固定,药液损失较多;对于婴幼儿,为保持其平静呼吸宜在安静或睡眠状态(使用面罩雾化)下治疗,但此时雾化需尽量让患儿张开嘴巴,以便减少雾化颗粒被鼻部阻留而影响药效。

▶ 6. 雾化治疗的副作用大吗?

（答）雾化吸入给药的副作用比口服给药小。雾化治疗是局部给药方式,能使药物直接作用于引发咳嗽等疾病的气道和肺部,进入全身的药量微乎其微。所以,雾化治疗比口服给药的副作用小。

▶ 7. 雾化吸入治疗会引发哪些药品不良反应或不良事件？如何处理？

答（1）雾化器及其装置相关药品不良反应或不良事件：不正确戴面罩进行雾化吸入治疗时，药物可能会沉积在眼部，刺激眼球，如发生，应立即用清水清洗，并换用咬嘴。

雾化产生的气溶胶不当时，如温度过低、密度过高等，可导致哮喘或呼吸系统疾病患者发生支气管痉挛，应立即停止雾化吸入，并予以相应治疗措施。

（2）患者相关不良事件：雾化吸入治疗根据其吸入药物的不同，可出现口腔干燥症、龋齿、口腔黏膜改变、溃疡、牙龈炎、牙周炎、味觉障碍等多种口腔疾病，通常与患者个人卫生习惯和治疗期间未注重口腔护理有关，如出现口腔问题，应积极就医，加强口腔护理。

▶ 8. 雾化吸入治疗引发的药品不良反应与哪些因素有关？

答　雾化吸入治疗引发的药品不良反应的类型与严重程度各不相同，与患者本身因素、雾化吸入的规范与否、雾化治疗所用药物的副作用，以及非雾化剂型的不合理使用等因素有关。为了避免或减少雾化吸入引发的药品不良反应，应在医生、药师的指导下规范进行雾化吸入。

何艳玲　王穗琼　黎月玲　章小燕　罗立荣　潘　珍
杨敏婷　袁明慧　盛飞凤　苏海浩　吴玮哲

【参考文献】

蔡昀庭,朱晓东,2018.儿童药物中毒[J].中国小儿急救医学,

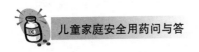

25(2)：94－99.

　　崔玉涛,2016.崔玉涛图解家庭育儿:最新升级版[M].北京:东方出版社.

　　方琴,2015.133例儿童药物误服中毒原因分析及预防[J].现代诊断与治疗,26(24)：5590－5591.

　　高明娥,王玉凤,2019.儿童误用药物的危险因素分析及干预措施[J].中国药物与临床,19(11)：1888－1889.

　　韩兆欢,王庆阳,赵兴辉,等,2019.我院儿童药物中毒特点与药学服务[J].儿科药学杂志,25(4)：45－48.

　　冀连梅,2019.冀连梅儿童安全用药手册[M].北京:北京出版社.

　　江载芳,申昆玲,沈颖,2018.诸福棠实用儿科学[M].8版.北京:人民卫生出版社.

　　黎月玲,熊慧瑜,2019.基层医疗卫生机构安全用药手册[M].北京:科学出版社.

　　刘子琦,2019.儿童用药家庭必备方案[M].郑州:河南科学技术出版社.

　　王卫平,孙锟,常立文,2018.儿科学[M].9版.人民卫生出版社.

　　杨作成,陈翔,2013.药品不良反应与合理用药系列丛书:儿科疾病专辑[M].北京:人民卫生出版社.

　　张男,2018.儿童急性中毒相关危险因素分析及预防措施研究进展[J].中国实用乡村医生杂志,25(9)：30－36.

　　至铭,2016.严防儿童误服药物 让悲剧不再发生[J].江苏卫生保健,17：54－55.

　　《中国国家处方集》编委会,2013.中国国家处方集(化学药品与生物制品卷·儿童版)[M].北京:人民军医出版社.

中华医学会临床药学分会,中华医学会临床药学分会合理用药学组,2019.雾化吸入疗法合理用药专家共识(2019 年版).https://wenku.baidu.com/view/92f3346b876fb84ae45c3b3567ec102de3bddf52.html[2020 - 10 - 20].

钟闻燕,易阳,2008.儿童药物中毒的回顾性分析[J].儿科药学杂志,14(4):22 - 23.

朱丽萍,王敏,2015.儿童药物中毒原因分析与护理干预[J].蚌埠医学院学报,40(8):1134 - 1136.

World Health Organization, 2010. WHO model formulary for children 2010 [J]. Geneva World Health Organization, 47 (3): 232 - 271.

第三部分

各类药物的安全使用知识

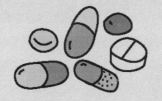

　　与成人一样,儿童疾病治疗涉及的药物类别较多,而各类药物的使用有其规律、特点与要求。第三部分以一问一答的形式,分别介绍儿童家庭常用药物的安全使用基本知识,包括各类药品的适用情况、不良反应、使用注意事项等,以帮助家长快速了解儿童常用药物的安全使用知识点。

一、抗菌药

▶ 1. 什么叫抗菌药? 抗菌药就是"消炎药"吗?

（答）抗菌药是一类用于治疗由细菌等微生物引起的特定感染的药物。它的作用是抗感染,而不是消炎。抗菌药通过杀灭或抑制细菌、支原体等病原微生物而发挥抗感染作用。

　　人们常错把抗菌药(抗生素)叫作"消炎药",一发生炎症就用上抗菌药,这是错误的。因为,炎症不是某一种疾病的名称,而是很多疾病都会表现出来的一种症状,细菌感染、病毒感染、真菌感染、过敏、跌打损伤等都可以导致身体出现红、肿、热、痛等炎症症状。由细菌等敏感微生物引发的感染,使用抗菌药把敏感微生物造成的感染控制后,炎症自然消退。但抗菌药对病毒、过敏、跌打损伤等引发的炎症没有作用,用了也无效。所以,抗菌药不等于"消炎药"。

▶ 2. 抗菌药对儿童有哪些药品不良反应?

（答）每种抗菌药都可引发各种不同的药品不良反应,另外,儿童正处于生长发育阶段,一些抗菌药还可引发儿童独有的一些严重药品不良反应。如四环素类药(如四环素等)会造成儿童牙齿黄染;氨基糖苷类药(如庆大霉素、卡那霉素等)损伤儿童的听神经,可

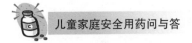

致儿童耳聋;氯霉素可引起新生儿"灰婴综合征";喹诺酮类药(如氧氟沙星等)可造成儿童关节和软骨损伤;大环内酯类药(如红霉素)会导致儿童肝脏损伤;一些通过肠道排泄的抗菌药还可能破坏肠道的正常菌群,导致二重感染等。

▶ **3. 为何儿童要谨慎使用抗菌药?**

答 因为抗菌药的药品不良反应较多,而且一些抗菌药对儿童可引发独特的、严重的药品不良反应,另外滥用抗菌药会造成细菌对药物的耐药,到真正需要抗菌药治疗时导致无效。所以儿童使用抗菌药必须谨慎,家长不能随意给孩子使用,也不能要求医生给孩子随意开处方使用。

▶ **4. 你知道抗菌药的使用要求吗?**

答 抗菌药仅在明确诊断为细菌等微生物引起的特定感染时才使用。而且要选择疗效好、毒性低的抗菌药。儿童发育尚未成熟,应避免使用对肝、肾、神经系统等有损害的药物。且不同的感染部位、不同年龄的儿童用药也不同。抗菌药都是处方药,一定要在医生的指导下凭医生处方使用,不要擅自将上次生病剩下的药给儿童吃,因为不同病因导致的感染及不同部位感染需要使用的抗菌药也会不同。

▶ **5. 为何要足剂量、足疗程使用抗菌药?**

答 不需要使用抗菌药时坚决不滥用,但真正需要使用抗菌药时,一定要按医嘱、足剂量、足疗程地规范使用。否则,细菌不但不能被彻底清除,还会使疾病不愈或反复,甚至产生细菌耐药,也就是细菌有了抵抗原来抗菌药的能力,再次使用时就不再发挥作用了。

因此,使用抗菌药一定要按疗程、足剂量地使用。

▶ 6. 担心抗菌药的副作用,可以自行减少用量或吃吃停停吗?

答　不可以,这样不规范使用抗菌药不但不利于疾病的治疗,达不到治疗效果,反而容易造成细菌耐药,以后再患细菌感染性疾病时,抗菌药将治疗无效。

▶ 7. 什么是抗菌药滥用?

答　不需要使用抗菌药的时候却用了抗菌药就是抗菌药滥用。抗菌药并不是坏东西,它的出现挽救了很多人的生命。但如果滥用,就会导致细菌产生耐药性,等到真正有细菌感染的时候,抗菌药就不起作用了。

▶ 8. 常见不正确使用抗菌药的情况有哪些?

答　(1)不该使用时使用,如感冒发热(没有合并细菌感染)时给孩子用抗菌药。

(2)使用剂量不足或过量。

(3)没有按照抗菌谱选用抗菌药。

(4)不按照要求规范使用抗菌药,擅自增减用药次数。

(5)没有必要地预防使用抗菌药。

(6)不必要的联合使用药物。

(7)不考虑药物毒副作用和个人体质、年龄使用药物。

(8)没有注意和其他药物的相互作用而联合用药。

(9)药物使用部位不合理,内服药用于外用,静脉用药用于雾化使用等。

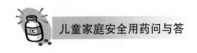

▶ **9. 发热一定要用抗菌药吗?**

答 患儿感冒发热,家长们首先担心发展成肺炎,于是随意使用抗菌药预防肺炎。事实上,抗菌药可以用于治疗细菌性肺炎,但不能预防肺炎,预防肺炎可以考虑接种肺炎疫苗。滥用抗菌药将增加抗菌药耐药的机会,导致患儿一旦真正需要抗菌药时,抗菌药不再起作用。

▶ **10. 儿童腹泻为何不能随便使用抗菌药?**

答 儿童腹泻是一种由多病原、多因素引起的疾病。腹泻的发生与儿童的生理特点及感染、饮食、免疫、药物等多因素有关。所以,在尚未明确是细菌感染时,不能使用抗菌药。另外,儿童感染性腹泻部分由细菌感染引起,也存在病毒感染的可能,而抗菌药对病毒无效。所以儿童腹泻不能随便使用抗菌药。

▶ **11. 扁桃体炎一定要使用抗菌药吗?**

答 只有细菌性扁桃体炎才需要使用抗菌药。部分扁桃体炎是由病毒引起的,细菌感染多继发于病毒感染之后,具体由医生综合患儿情况诊断。因此,扁桃体发炎不一定要使用抗菌药。

对于病毒性急性扁桃体炎目前没有有效的杀灭病毒的药物,并且常为自限性。疾病的自限性就是疾病在发生、发展到一定程度后能自愈,不需特殊治疗,只需对症治疗或不治疗,靠自身免疫力就可痊愈。

▶ **12. 青霉素类药有什么严重的不良反应?**

答 (1)过敏反应是青霉素类药最重要的不良反应,包括皮疹及偶可发生致命的过敏性休克。

（2）青霉素脑病，是一种少见但严重的毒性反应，可发生于全身应用超大剂量青霉素类药物或者肾功能不全的患者，表现为腱反射增强、肌肉阵挛、抽搐、昏迷等中枢神经系统反应。

▶ 13. 使用青霉素类药要注意什么？

⟨答⟩（1）患儿用药前，家长一定要告知医生患儿有没有青霉素类药过敏史、其他药物的过敏史及过敏性疾病史。用药前必须先做青霉素皮肤试验，皮肤试验阴性者方可使用。有极少数情况会出现皮肤试验阴性，但用药（或用药几天）后，发生过敏反应甚至过敏性休克的情况，须加以注意。

（2）肾衰和心衰患儿慎用，使用时应定期检测电解质，肾功能不全患儿大剂量应用可致神经毒性。

（3）母乳中含量虽然极微，对婴儿无害，但是需警惕婴儿发生过敏反应。

（4）停药3天(含3天)以上再次用药，须重新做皮试。

▶ 14. 使用头孢菌素类药家长需要注意什么？

⟨答⟩由于有5%～7%对青霉素过敏的患者同时对头孢菌素过敏，因此使用头孢菌素类药前应了解患儿是否有青霉素类药和其他药物过敏史，并向医生交代清楚。有上述药物过敏史者但有明确应用头孢菌素类指证时，应咨询医生是否能用本品。用药前是否进行过敏试验，需要遵医嘱。服用头孢类药物不能同时饮酒或饮用含酒精的饮料，否则会发生严重不良反应（双硫仑反应）。

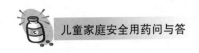

▶ **15. 使用头孢菌素类药时不能饮用什么、使用哪些药品,你知道吗?**

答 使用头孢菌素类药(头孢呋辛、头孢克肟等)期间,不能饮酒及饮用含酒精的饮品(如啤酒、葡萄酒等),另外药品说明书成分项下注明含有乙醇的药品,也不能使用,如藿香正气水、正骨水、氢化可的松注射液、盐酸阿奇霉素注射液等。因为头孢菌素类药物和乙醇同时使用,会发生双硫仑样反应。表现为胸闷、气短、口唇发绀、呼吸困难、血压下降、四肢无力、面部潮红等,严重时还会出现头痛、恶心、呕吐、嗜睡、幻觉,甚至引起休克,血压下降严重,会危及生命。到医院就诊时,如患儿近期使用过或正在使用头孢菌素类药物,家长也应告知医生。

▶ **16. 使用氨基糖苷类药需要注意什么?**

答 氨基糖类药(如庆大霉素、阿米卡星等)具有耳、肾毒性,儿童应尽量避免应用。当临床有明确应用指征但又无其他毒性低的抗菌药可供选用时,医生衡量用药风险与疗效后才使用,家长必须配合严密观察患儿的尿量和听力异常情况,及时向医生反映,必要时要配合医生进行血药浓度监测。

▶ **17. 儿童能用喹诺酮类药吗?**

答 喹诺酮类药(如氧氟沙星、诺氟沙星等)是一类广谱抗菌药,在防治成人多种细菌感染中广泛应用。但是由于在幼年动物实验中发现氟喹诺酮类药可引起关节和软骨损伤,所以其在儿童应用中受到限制,禁用于 18 岁以下的儿童。但是当患儿没有其他可供选择的抗菌药使用时,医生会权衡利弊,在征得家长同意的情况下使用。

▶ 18. 儿童能用四环素类药吗?

答 儿童使用四环素类药(如四环素、多西环素)可导致牙齿黄染,使牙齿变成永久性黄棕色,使乳牙及恒齿的釉质发育不良,使用四环素类药时间长者比剂量大者更易出现。8 岁以下儿童易受药物影响,故 8 岁以下患儿应避免使用四环素类药。

二、退热、感冒药

▶ 1. 适合儿童使用的退热药有哪些?

答 根据世界卫生组织《国际儿童基本用药目录》推荐,目前对儿童来说最合适也最安全的退热药是对乙酰氨基酚和布洛芬。这两种药都有口服剂型和栓剂,可根据具体情况选用。其中口服剂型有混悬滴剂和混悬液,两者浓度不同,使用时应注意剂量,使用前要摇匀。

▶ 2. 你知道退热药的使用常识吗?

答 关于儿童发热,3 个月以下婴儿建议采用 37℃温水给宝宝擦拭,物理降温方法退热,而不提倡用酒精给宝宝擦拭。3 个月以上儿童,如体温低于 38.5℃,最好不用药品退热。如体温高于 38.5℃和(或)出现明显不适时,才建议服用退热药。

常用的退热药有对乙酰氨基酚(如泰诺林)和布洛芬(如美林),前者适用于 3 个月以上的婴儿,后者则适用于 6 个月以上的婴儿、幼儿、儿童。在服用退热药的过程中,要密切关注患儿的情况。

不主张使用阿司匹林退热,也不能将糖皮质激素作为退热药

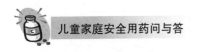

常规应用。如果连续高热不退,应及时就医。

我国长期使用的安乃近制剂,由于存在严重的过敏反应、粒细胞缺乏症等严重不良反应,风险大于获益,且临床均有替代药品,2020年3月10日起国家药品监督管理局已停止该药相关制剂(安乃近注射液、安乃近氯丙嗪注射液、小儿安乃近灌肠液、安乃近滴剂、安乃近滴鼻液、滴鼻用安乃近溶液片、小儿解热栓)在我国的生产、销售和使用。另外,对安乃近片剂及相关品种的药品说明书也进行了修订,禁用于18岁以下青少年儿童。

▶ 3. 为何要慎用退热药?

答 有些家长一发现孩子发热就急着用退热药,其实发热是身体对病毒或细菌入侵所产生的一种反应,发热能促进自身免疫力的提高,有利于消灭入侵的病毒和细菌。而且"是药三分毒",退热药也会增加患儿的肝、肾负担,导致药品不良反应发生。只有当体温超过38.5℃时,才需使用退热药。

▶ 4. 患儿一发热就要用退热药吗?

答 面对患儿发热,家长往往出现焦虑,担心发热会"烧坏脑袋",因此往往在患儿体温处于中低热阶段时给予药物退热。发热是人体必要的保护机制,一发热就用退热药,这样做很容易掩盖症状,使疾病难以诊断。

引起发热的病因很复杂,在查明发热原因的同时,需要根据发热所处的时期对患儿进行处理。腋下温度37.3~38.0℃为低热,38.1~39.0℃为中热,39.1~40.0℃及以上为高热。对高热患儿要进行退热处理,因高热会造成身体不适和代谢紊乱。对体温处于中低热的患儿,建议适当增加饮水,根据患儿体感适当增减衣物,不需急于用药物退热,因为使用药物退热,会干扰体温中枢调定点,不利于机体正常的体温调节。

▶ 5. 孩子发热,为了尽快退热,可否联合用多种退热药?

(答) 孩子发热,为了尽快退热,有些家长倾向于联合用药,如同时使用中成药和西药,或者同时服用几种西药,认为使用多种"有针对性"的药能更有效地治疗疾病。但是这样可能会使同一成分的药物叠加服用,导致过量而产生严重的药品不良反应。

▶ 6. 为何不推荐阿司匹林作为儿童退热用药?

(答) 虽然阿司匹林具有较强的解热镇痛作用,但阿司匹林可能会造成头晕、耳鸣,可引起胃肠道药品不良反应,甚至可引起胃溃疡和胃出血,对肝、肾功能也有损害,严重者可致肾乳头坏死、肝昏迷甚至致死。同时还会增加患儿瑞氏综合征(Reye syndrome)的风险,并造成白细胞、血小板降低。故不推荐作为退热药在儿童中应用。

▶ 7. 儿童可用尼美舒利退热吗?

(答) 尼美舒利属于强效解热药,由于退热作用强,容易引发儿童虚脱,另外,该药在儿童中应用可引起严重的肝脏毒副反应,故不推荐尼美舒利作为儿童退热药物,并且禁止用于12岁以下儿童。

▶ 8. 孩子感冒,你常给孩子服用复方感冒药吗?

(答) 一般不建议儿童使用复方感冒药。因为复方感冒药所含成分多,包括退热、抗过敏、镇咳等多种药物成分,成分越多,发生不良反应的风险就越高。如感冒症状单一,应选择单一成分的药物对

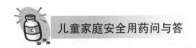

症治疗即可,无须选择含多种成分的复方感冒药。如需使用,须在医生或药师的指导下使用。

▶ 9. 复方感冒药和退热药可以一起服用吗?

(答) 通常不推荐。

儿童退热药通常含单一成分的对乙酰氨基酚或布洛芬,而儿童用的复方感冒药如氨酚烷胺颗粒、氨酚黄那敏颗粒、酚麻美敏混悬液等往往也含有对乙酰氨基酚。

在服用单一成分的对乙酰氨基酚时,不要同时服用上述复方感冒药,否则可能会因重复用药导致对乙酰氨基酚过量或解热药过量,造成孩子肝损伤等不良反应。因此,服药前一定要仔细检查药物成分,避免含相同有效成分的药品叠加服用。

▶ 10. 你知道非处方镇咳药及感冒药的使用要求吗?

(答) 美国食品药品监督管理局(Food and Drug Administration, FDA)不建议 6 岁以下儿童使用非处方镇咳药及感冒药,2 岁以下婴幼儿使用非处方镇咳药及感冒药可能风险更大。如果要用此类药物,建议使用针对某一严重症状的单一成分的药物,所以儿童服用非处方镇咳及感冒药前要咨询医生。

▶ 11. 头疼、流鼻涕、流眼泪、打喷嚏,可用小儿氨咖黄敏吗?

(答) 小儿氨咖黄敏是复方感冒药,其主要成分有:氯苯那敏(扑尔敏,用于缓解由过敏引起的鼻部症状和咳嗽)、对乙酰氨基酚(感冒药,退热,减轻发热引起的不适)、咖啡因(为中枢兴奋药,在成人组方中与对乙酰氨基酚联用减轻头痛症状,增强解热镇痛效果)、人工牛黄(解热、镇惊作用)等。复方解热镇痛药成分多、功效多,但是药物副作用也多。

如果患儿同时有这些症状,吃这个药也无妨,但如果只有一两种症状,却同时要服用这么多本来不需要吃的药物成分,承担了多个药物不良反应的风险,得不偿失。

此外,小儿氨咖黄敏是复方感冒药,并非每一位家长都知道里面含有退热药对乙酰氨基酚。当患儿感冒流鼻涕服用了小儿氨咖黄敏后仍然发热,家长很可能又给患儿服用泰诺林(含对乙酰氨基酚),此时就会造成对乙酰氨基酚的过量使用,存在发生不良反应甚至严重药品不良反应的风险。

▶ 12. 你知道感冒药的成分吗?

答 大部分市售的感冒药均含有多种对症治疗的药物,涉及的药物成分有:鼻减充血剂(伪麻黄碱)、抗组胺药(马来酸氯苯那敏)、解热镇痛药(对乙酰氨基酚)、镇咳药(右美沙芬)、祛痰药(半胱氨酸)、中成药等。所以,应避免同时应用几种感冒药,否则会导致某些成分超量,对身体造成损害或中毒。如对乙酰氨基酚过量可引起严重肝功能损害,可表现为原有感冒症状加重、腹部膨隆、皮肤黄染、食欲差等症状。伪麻黄碱过量可引起震颤、焦虑、失眠、头痛、心悸等不良反应。氯苯那敏过量可引起嗜睡、口渴、困倦等不适,甚至急性中毒、中枢兴奋。右美沙芬过量可引起神志不清、支气管痉挛、呼吸抑制。以上药物如服用过量,应立即停药,及时就医。

▶ 13. 你知道儿童使用感冒药的安全性问题吗?

答 关于儿童使用感冒药的安全性问题,早在 2016 年,美国食品药品监督管理局就发布公告:2 岁以下儿童不应给予任何含有鼻

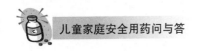

减充血剂或抗组胺药物的感冒咳嗽药。美国所有 2 岁以下孩子的
OTC 感冒药撤市。美国药品制造商也自愿为感冒药添加产品标
签:"4 岁以下儿童禁用"。

欧、美等对 2 岁以下儿童禁用复方感冒药的原因包括:① 此
类药物在 2 岁以下儿童中做的研究很少,通常根据成人的剂量推
算儿童剂量,不科学,无法保证用药安全;② 此类药多为复方制
剂,含抗过敏的马来酸氯苯那敏(扑尔敏)、减少充血的伪麻黄碱
等成分,一旦过量可能致命。

国内常见的部分复方感冒药对儿童用药也有年龄限制,如酚
麻美敏(泰诺),药品说明书没有标明 2 岁以下儿童的用法用量,说
明 2 岁以下儿童须谨慎使用,须遵医嘱用药;氨酚伪麻美芬片Ⅱ氨
麻苯美片(白加黑)和复方盐酸伪麻黄碱缓释胶囊(新康泰克)不
推荐用于 12 岁以下儿童;小儿氨酚黄那敏颗粒(小快克)、速效伤
风胶囊不推荐用于 1 岁以下婴儿。

三、镇咳、祛痰药

▶ 1. 家长可以自行给咳嗽患儿用镇咳药吗?

(答) 家长不要擅自给患儿服用镇咳药物,包括中药止咳糖浆等,因
为这些止咳糖浆可能含有属于中枢镇咳成分的阿片类物质,因此
止咳糖浆也不宜使用。

咳嗽是人的机体保护反应,可以把呼吸道的病菌和分泌物排
出体外。咳嗽如有痰,服用镇咳药后痰液不能咳出,痰液淤积在呼
吸道,反而更容易引发感染。有关研究也证实了镇咳药对 6 岁以
下儿童无效,还可引发药物不良反应。因此不建议家长给 6 岁以
下(尤其是 2 岁以下)的儿童服用镇咳药。

患儿咳嗽,如果不严重,大可不用在意,如有痰,可以多喝水;如果痰液黏稠且不易咳出,可以在医生的指导下考虑选用一些化痰药物,比如盐酸氨溴索;如果影响到吃饭和睡觉,应及时找医生看病,判断咳嗽的原因,进行对症处理。咳嗽如果超过半个月应尽快就医。

▶ 2. 你知道祛痰药的使用要求吗?

答 祛痰药常用的有黏液溶解剂如乙酰半胱氨酸、氨溴索,此类药物能够增加黏液的产生和稀释呼吸道分泌物,使痰容易咳出。但是,幼儿排痰能力差,使用祛痰药后效果尚不确切。黏液溶解剂也存在一些药品不良反应,包括支气管痉挛、胃肠道功能紊乱和发热,所以,幼儿有痰时,最好先采取多喝水使痰液稀释、拍背使痰容易咳出等方法,而非首先考虑用祛痰药。

▶ 3. 使用化痰药要注意什么使用原则?

答 化痰药能不用尽量不用,如经医生诊断后,确实需要使用时要注意观察患儿病情,痰液消退后要及时停药。用药后应鼓励儿童排痰,较小的婴幼儿,家长应拍背帮助婴幼儿将痰液排出。

四、泻药与止泻药

▶ 1. 什么情况才考虑使用泻药?

答 泻药仅用于:功能性便秘,在良好的精神、心理状态调节下,合理的饮食结构、良好的排便习惯的培养措施下,仍不能解决问题时的便秘。

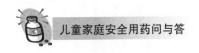

▶ **2. 为何儿童要谨慎使用泻药及止泻药?**

(答) 儿童便秘时应尽量选择水果及饮食调理,培养良好的排便习惯;儿童腹泻时应注意补充液体,纠正脱水。一旦儿童使用泻药或止泻药不当,就会造成肠道功能紊乱,所以要谨慎使用泻药及止泻药。

五、益生菌制剂

▶ **1. 儿童常用的益生菌制剂有哪些?**

(答) 儿童常用的益生菌制剂有枯草杆菌二联活菌颗粒(妈咪爱)、双歧杆菌、嗜酸乳杆菌、肠球菌三联活菌制剂。

▶ **2. 服用益生菌制剂应注意什么?**

(答) (1) 用低于40℃的水或牛奶冲服,也可直接服用。冲服时的水温不得超过40℃。

(2) 与抗菌药同服可减弱其疗效,二者应相隔2小时服用。

(3) 铋剂、鞣酸、药用炭、酊剂等能抑制、吸附活菌,也不能一起用。含有鞣酸的食物(如茶、柿子、葡萄、山楂)也应避免给儿童食用。

▶ **3. 你知道用于肠道疾病的微生态制剂的正确使用方法吗?**

(答) (1) 用于肠道疾病的微生态制剂是活菌制剂,不耐热,不宜用热水送服,应用低于40℃的温开水冲服。

(2) 活菌制剂不宜与蒙脱石散(思密达)等同时服用,以免吸附或抑制、杀灭活菌,降低疗效,大多数不可与抗菌药同服,因抗菌药不仅可杀灭、抑制有害菌,也可杀灭有益菌。

（3）应注意药品说明书中规定的贮存条件,多数要求保存温度为 2~8℃,可放在冰箱保鲜层保存,以免失效。

六、抗过敏药

▶ 1. 儿童常用的抗过敏药有哪些?

答 儿童常用的抗过敏药有西替利嗪口服溶液、氯雷他定口服溶液。这两种药物均为第二代抗组胺药,与第一代抗组胺药酮替芬等相比。西替利嗪、氯雷他定的安全性更好,药物作用时间更长,并减少了服药次数,是儿童抗过敏的首选药物。具体选用何种药品,由儿科医生评估后决定。

▶ 2. 服用抗组胺类抗过敏药物需要注意什么?

答 服用抗组胺类抗过敏药物(如氯雷他定、西替利嗪)或含抗组胺类药物成分的复方制剂时需要注意:

（1）肝、肾功能不全的患儿,应在医生指导下使用。

（2）常见的药品不良反应有乏力、头痛、嗜睡、口干及胃肠道不适。

（3）用药期间不要服用其他含有抗组胺成分的感冒药,如含氯苯那敏的酚麻美敏口服溶液(泰诺)、小儿氨酚黄那敏(小快克)等。以免重复用药导致药品不良反应的发生。

▶ 3. 吃了抗过敏药都会嗜睡吗?

答 抗过敏药大多数是抗组胺药,第一代抗组胺药如氯苯那敏、苯海拉明等,会容易引起嗜睡,因此新生儿、早产儿不宜使用;第二、

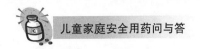

三代抗组胺药这方面副作用会少一些,但在临床使用上有各自的年龄限定。例如,西替利嗪、氯雷他定推荐2岁以上儿童使用。

七、激素类药

▶ 1. 什么叫激素? 如何正确看待激素?

答 激素本身是人体正常分泌、维持身体正常机能的必需物质,激素种类繁多,功能重要,人体内某个器官一旦出现了问题,相应的激素分泌就会发生改变,就会生病。为了治疗疾病,出现了许多外源性人工合成的激素。

　　激素如抗菌药一样,不能滥用,应遵医嘱使用,小剂量短期应用激素不会产生明显的副作用,不要过分紧张或拒绝应用。

▶ 2. 激素有哪些类别?

答 激素的种类很多,有肾上腺皮质激素(糖皮质激素、盐皮质激素)、生长激素、甲状腺激素、性激素等。肾上腺糖皮质激素是儿童常用的激素。

▶ 3. 糖皮质激素有哪些临床作用?

答 糖皮质激素的作用包括:抗炎、抗过敏、抗休克、中和细菌和病毒的毒素、抑制自身免疫性疾病的免疫反应等,激素是许多难治性疾病的特效药,但药品不良反应较多,需在医生指导下使用。

▶ 4. 糖皮质激素的副作用有哪些?

答 糖皮质激素虽有良好的治疗作用,但其药品不良反应也较多。长期服用会出现向心性肥胖,满月脸,水牛背,肌肉萎缩,脂肪堆积,消化性溃疡,血压及血糖升高,对细菌、真菌、病毒易感,促使结核复发,股骨头坏死,儿童生长发育受抑制等。糖皮质激素还会促进体内蛋白质分解,造成肌肉萎缩,其次还会导致骨质疏松。

▶ 5. 糖皮质激素的"停药反应"是什么?

答 皮质激素的"停药反应"是指长期中剂量或大剂量使用糖皮质激素时,减量过快或突然停用可出现肾上腺皮质功能减退样症状,轻者表现为精神萎靡、乏力、食欲减退、关节和肌肉疼痛,重者可出现发热、恶心、呕吐、低血压等,危重者甚至发生肾上腺皮质危象,需及时抢救。

▶ 6. 糖皮质激素的"反跳现象"是什么?

答 糖皮质激素的"反跳现象"是指在长期使用糖皮质激素时,减量过快或突然停用可使原发病复发或加重,应恢复糖皮质激素治疗并常需加大剂量,稳定后再慢慢减量。

▶ 7. 糖皮质激素用于退热非常快,可否用于退热?

答 虽然儿童发热使用激素(糖皮质激素)退热非常快,但是,不能将激素(糖皮质激素)作为退热药。因为退热有专门、安全、有效的退热药,而激素(糖皮质激素)的作用广泛、不良反应也多,而且严重,对儿童生长发育不利。另外,激素退热可能掩盖了原有的病情,所以不能应用于儿童常规退热。

▶ 8. 由于过敏性鼻炎的喷雾剂含有激素,能不能给患儿用?

答 过敏性鼻炎常用糖皮质激素喷鼻剂来缓解症状。家长们不用担心它的不良反应问题。这类喷雾里的激素含量很低,主要作用

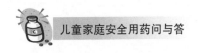

在鼻腔,全身吸收的量较少。2岁以上的患儿可以使用,根据患儿年龄可以选择相应的品种。但由于是处方药,必须经儿科医生诊断、开具处方后,经医院药师调配发药使用。

喷鼻之前最好用生理盐水将鼻腔彻底冲洗干净。症状好转直到没有任何症状后,在医生指导下减量使用至完全停用。

▶ 9. 喷鼻用糖皮质激素的不良反应有哪些?

答 喷鼻用糖皮质激素是安全的,但并不意味着绝对安全,可出现以下药品不良反应。

（1）局部刺激、鼻出血、鼻干燥。

（2）极少数出现黏膜溃疡和鼻中隔穿孔。

（3）速发或迟发型过敏反应,包括荨麻疹、皮炎、血管神经性水肿和瘙痒。

（4）亦可发生头痛、嗅觉、味觉紊乱、白内障和青光眼。

如发生以上不良情况时,需找医生及时调整用药方案。

▶ 10. 使用外用激素药膏要注意什么?

答 （1）尽量选用弱效激素的药膏。用于控制中、重度湿疹急性发作时才可选用稍强效的激素药膏,并且短期使用。

（2）每日涂抹1~2次。如果湿疹症状比较轻,1天涂1次就能达到止痒和消退红疹的目的。如果症状控制不理想,最多1天涂2次。涂药量也仅是薄薄的一层,不能涂得太多。

（3）全身涂抹时,用药面积尽量不要超过体表面积的1/3。全身大面积涂抹会增加副作用的发生风险。

（4）自行用于湿疹时,使用时间以5~7天为宜。若7天后湿疹症状没有改善,要及时就医。

八、口服补钙药

▶ 1. 儿童补钙可以选哪些补钙剂？各有什么特点？

答 经医生诊断为严重缺钙的儿童需要补充钙剂时，常用的补钙药有碳酸钙、葡萄糖酸钙。

各种补钙剂的特点：

（1）碳酸钙：含钙高，水中溶解度低，容易引起便秘。

（2）乳酸钙：口感好，分解产生乳酸，不适用于容易疲劳的小孩。

（3）葡萄糖酸钙：溶解度好，吸收率高。

经常便秘的孩子不适合选择碳酸钙，而需要较大剂量补充钙的孩子不适合选择乳酸钙。

▶ 2. 服用补钙药需要注意什么？

答 （1）口服补充维生素 D 后，经医生诊断为缺钙的患儿，在医生指导下实施补钙。

（2）补钙时，应在进餐时或餐后服用钙剂。

（3）呕吐或腹泻导致的脱水或低钾血症等电解质紊乱时慎用。

九、补铁剂

▶ 1. 儿童常用的补铁剂有哪些？

答 经诊断儿童缺铁，常用的补铁剂有琥珀酸亚铁、多糖铁复合物等。

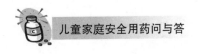

▶ **2. 如何选择补铁的途径?**

答 补铁的方法包括食物补铁和药物补铁。食物补铁的效果有限,一般只作为药物补铁的补充方法。药物补铁有口服补铁和注射补铁,口服补铁是最经济、安全和有效的补铁途径,注射补铁不是常规补铁途径。

▶ **3. 为什么要选择二价铁(亚铁)补铁剂?**

答 人体补铁需要补的是二价铁(亚铁)。三价铁需要在维生素 C (即抗坏血酸)等有机酸丰富的情况下转换成二价铁才能被人体吸收。另外,含有机酸和二价铁的补铁剂通常都具有吸收率高、胃肠道反应轻的特点。因此,补铁要选择二价铁制剂。

造成贫血的原因很多,即便是缺铁性贫血,也不可盲目选择补铁剂,以免延误病情。

▶ **4. 服用补铁剂的剂量是如何计算的?**

答 医生一般是根据孩子的体重和缺铁情况来计算服用剂量(务必由专业的医生或药师指导)。用于成人和孩子的补铁剂量区别很大,切不可随意使用。

▶ **5. 你知道服用补铁剂的时间及注意事项吗?**

答 最好在两餐之间,如果服用后胃肠道感觉不适,可以在饭后服用。但要与咖啡、茶、牛奶、钙剂间隔服用(这些物质将阻碍铁的吸收)。尽量与蔬菜、水果或维生素 C 同服(这些物质有助于铁的吸收)。

服药期间出现黑便,不必紧张,属药物正常反应。

▶ 6. 服用补铁剂后,为什么大便是黑色的?

答 由于补铁剂可与肠道中的硫化氢结合而形成黑色的硫化铁,孩子服用补铁剂后,大便颜色会变黑,这是正常现象,停药后会自然消失,家长不必紧张。

▶ 7. 服用补铁剂常见的不良反应有哪些?

答 口服补铁剂最常见的副作用是消化道反应,如恶心、呕吐、腹痛、腹泻、上腹部不适等,因此宜在饭后或饭时服用补铁剂,这样可以减轻补铁剂对胃肠道的刺激。对少数消化道反应比较强烈的儿童,可选用刺激性小的葡萄糖酸亚铁,或从小剂量开始,如开始先用常规剂量的 1/2 或 1/3,待消化道反应消失后,再逐渐增加到全量。

十、维生素和微量元素

▶ 1. 维生素品种常见的有哪些?

答 维生素品种常见的有：维生素 A、维生素 D_3、维生素 B_1、维生素 B_2、维生素 B_6、维生素 C、维生素 E、复合维生素 B。

▶ 2. 维生素是否很安全,可否随意给孩子补充?

答 维生素在儿童的生长发育中确实起着重要作用,但不可盲目地认为多多益善。不少药用维生素有一定的副作用,甚至是毒性作用,尤其是脂溶性维生素,用量过大或过久可能造成体内蓄积而中毒。

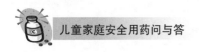

▶ **3. 维生素类药是否可以不严格按照剂量服用?**

答 长期过量服用维生素 A、维生素 D 可引起慢性中毒,长期过量服用维生素 B_6 可致严重的周围神经炎。因此,维生素类药品也必须按推荐剂量服用,不得超量。

▶ **4. 补维生素 D 的同时需要补钙吗?**

答 小儿一般补充维生素 D 防止缺钙,补充维生素 D 的同时通常不需要补钙。因为孩子对钙的每日需求量并不大,日常饮食中所含的钙量通常已经足够,不用额外补充。

▶ **5. 维生素 D 需要服用到几岁?**

答 2 岁。通常建议孩子出生后 2 周开始服用维生素 D,每天规律补充直到 2 岁。2 岁后,如果孩子户外活动的时间足够长,就可以不用吃了,如果户外活动的时间比较短,或者生活的地方阳光照射不充足,可以继续补下去,保证每天不低于 400 U 的维生素 D 摄入。

▶ **6. 孩子生病吃药期间要不要停服维生素 D?**

答 不用。维生素 D 很少和其他药发生相互作用,而且孩子感冒生病时,户外活动的时间比没生病时要少,更应该补充维生素 D。

▶ **7. 妈妈可以自己补充维生素 D,通过乳汁喂给乳儿吗?**

答 不可以。维生素 D 通过母体吸收后,分泌进入乳汁的量很少,不足以补充孩子每日需要的推荐量,所以还是应该给孩子补充维生素 D。

▶ **8. 儿童常用的微量元素制剂有哪些?**

⑧ 儿童常用的微量元素制剂有葡萄糖酸锌、硫酸锌。

▶ **9. 为何要合理使用微量元素补充剂?**

⑧ 儿童缺乏微量元素会影响牙齿、骨骼及智力发育,但不应过量补充。在补充前,应到医院进行微量元素检测,若微量元素不缺乏,则不需要补充。长期补充过量的微量元素会导致头痛、呕吐、腹泻等药品不良反应,严重时会导致儿童肝、肾等器官的损害或出现中毒症状。

▶ **10. 使用多维元素复方制剂时需要注意什么?**

⑧ 使用多维元素复方制剂应遵医嘱,在确需用药的情况下才使用,并严格按照规定的剂量服用。如服过量或出现严重药品不良反应,应立即就医。

▶ **11. 儿童服用补锌药物有什么不良反应?**

⑧ (1) 个别可见胃部不适、恶心、呕吐、便秘、腹痛等消化道刺激症状。

(2) 大剂量补锌可引起铜缺乏,还可影响铁代谢,所以要注意用量。

▶ **12. 儿童服用补锌药物需要注意什么?**

⑧ (1) 不宜空腹服用,宜餐后服用以减少胃肠道刺激。

(2) 忌与钙盐、亚铁盐、青霉胺同时服用。

(3) 消化道溃疡患儿不宜服用。

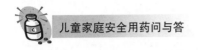

（4）长期服用,应定期监测血浆锌浓度。

十一、营养药、免疫增强剂

▶ 1. 为何不能盲目相信营养药、免疫增强剂?

答 儿童生长中需要的微量元素和维生素从食物中应可均衡吸收,所以饮食正常的儿童一般不必服用营养药,盲目过量给儿童服用,实际上不但起不到保健作用,反而导致机体功能失调。例如,过量补充微量元素锌易发生脓疱病,长期服用鱼肝油会引起慢性中毒,大剂量长期服用钙剂和维生素 C 会造成泌尿道结石等。如果宝宝因某种原因缺乏维生素和微量元素确需补充时,应咨询医生,在医生指导下科学合理补充。

▶ 2. 是否补充营养品,孩子可以多吃吗?

答 一些家长长期给孩子服用钙剂,造成孩子骨骼的过早钙化,影响孩子的正常发育。有些家长甚至给予孩子大量营养品,却不知道这些营养品中有的含有一定量的激素或类激素物质,使用过多会造成内分泌功能的紊乱,造成早熟或影响发育。有的家长把维生素视为营养药物而不加限制地使用,这样容易导致维生素中毒。应以食物中的维生素为最佳选择。

十二、中成药

▶ 1. 使用中成药就安全吗?

答 任何一种药都有药品不良反应。中药(包括中药饮片和中成药)也不例外。

　　许多家长有这样的认识误区,认为中药效果好,而且没有药品不良反应,可以放心服用。因此,在孩子感冒后,有的家长便按照上一次感冒的药方去中药房照方抓药,或者选择在家中常备一些治疗感冒的中成药来服用。事实上,中药也是药,是药三分毒,任何一种药都有药品不良反应。

　　目前,不少中成药的药品说明书"药品不良反应"项,标示"尚不明确",对于这样的中成药,应该慎重使用,这样的药物,并非没有药品不良反应,而是由于临床安全性研究数据不充分,尚不清楚这些药物的不良反应。

▶ 2. 常见不合理使用中成药的表现有哪些?

(答)（1）不按中医辨证施治原则使用中成药。

　　（2）忽视中成药的配伍禁忌。

　　（3）盲目长期应用中成药。

　　（4）认为中成药很安全,盲目增大剂量。

▶ 3. 家中是否需要常备保婴丹、猴枣散,以备孩子急用?

(答) 有些家长家里常备保婴丹、猴枣散,孩子一生病（如小孩感冒、发热、惊厥、夜啼或咳嗽）就给孩子服用,这种做法不可取。因为:

　　（1）保婴丹、猴枣散属于处方药,也是中成药,应由儿科医生（最好是中医医生）根据孩子的体质、辨证后使用,家长不应随便使用。

　　（2）某些厂家生产的猴枣散含有朱砂,而朱砂的主要成分是硫化汞（重金属）,毒性较强,会对婴幼儿肾脏造成损害,即便是医生开处方使用,也要注意,不能超量及经常使用。

　　一些厂家的保婴丹含有硼砂,硼砂属于消毒防腐药,一般制成

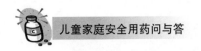

外用溶液剂用于皮肤外洗或漱口。在口服制剂中添加硼砂成分,口服后在身体会蓄积,虽然每次服用量不大,但多次服用或经常服用,存在一定安全风险。

十三、疫苗

▶ 1. 疫苗接种可能引发的药品不良反应有哪些? 如何处理与防范?

(答) 接种疫苗后常见的药品不良反应:发热,接种部位压痛、红肿、硬结,罕见严重过敏反应,如过敏性皮疹、大面积荨麻疹,甚至过敏性休克。

药品不良反应的防范与处理:

(1)注射疫苗后应观察 30 分钟左右才离开,以便发生严重药品不良反应时可及时诊治。如出现严重药品不良反应,则不再继续接种疫苗。

(2)接种疫苗后发热多见于注射后 24 小时内,多数为轻度,一般持续 1~2 天可自行缓解,不需要处理。可让孩子多休息,多喝水。如果体温超过 38.5℃,可在医生的指导下使用对乙酰氨基酚或布洛芬退热。

(3)接种疫苗后,孩子如哭闹不止、食欲不振、呕吐、嗜睡,应多安抚、陪伴,注意观察孩子的情绪,观察是否有进一步变差的情况。孩子若哭闹厉害,需及时就医。

(4)接种疫苗后,如发现注射部位疼痛、红肿、有硬结,通常多为轻度,不需要特殊处理,可自行恢复。必要时前 3 天可冷敷,切忌热敷,因热敷可加重肿胀,一般几周至几个月内会自行消失。

(5)接种卡介苗后,可出现脓包样改变。如接种部位破溃、流脓,一般可用纱布或棉棒将脓液沾干净,保持干燥即可。必要时可用1%龙胆紫涂抹预防感染。不可用碘酒、酒精进行局部消毒,因会使伤口难以愈合。

（6）严重过敏反应,一般3天内出现,应及时就诊,通常使用抗过敏药物治疗。过敏性休克一般在接种疫苗后1小时内发生,要立即就诊抢救。

▶ **2. 接种疫苗有哪些禁忌?**

答 疫苗接种需要在身体健康的状态下进行,接种禁忌包括:患有急慢性传染病、发热或已知对疫苗中任何成分过敏,某些疾病的活动期如哮喘发作期、严重的过敏性疾病发作期、癫痫尚未控制、严重的心脏病或肾脏疾病等,对于有免疫缺陷或免疫功能低下的患儿(包括应用免疫抑制剂如化疗、激素治疗的患儿)不能接种减毒活疫苗。

十四、眼科用药

▶ **1. 儿童常用的眼科用药有哪些?**

答 局部给药是眼科疾病的主要治疗方式。儿童常用的眼科用药剂型包括滴眼液、眼用凝胶、眼膏。包括抗菌类、抗病毒类、抗过敏类、抗炎类眼用制剂。常用品种有氯霉素滴眼液、氧氟沙星滴眼液、泼尼松龙滴眼液、阿昔洛韦滴眼液(眼膏)、更昔洛韦滴眼液(眼膏)、红霉素眼膏、四环素可的松眼膏等。以上药品均属于处方药,必须经眼科医生诊断、开具处方后,经医院药师调配发药使用。

▶ **2. 使用眼用制剂要注意什么?**

答 (1) 每只眼睛滴眼药水 1 滴即可。

(2) 滴用滴眼液、涂用眼膏都可能发生暂时视力模糊,无须惊慌。

(3) 滴入结膜囊的药液可以一部分为结膜血管吸收或一部分药液从泪道流入鼻腔,由鼻黏膜吸收进入全身循环,从而引起全身性效应。所以,滴眼后,用手指轻压内眦部的泪囊区至少 1 分钟,可明显减少药物经鼻泪道流入鼻腔的量,从而减少药物的全身效应。

(4) 滴眼液属于无菌制剂,使用多剂量滴眼剂时,要注意避免眼用制剂被细菌污染,保持无菌状态。

▶ **3. 你知道各种眼用制剂的正确使用方法吗?**

答 眼用制剂指直接用于眼部发挥治疗作用的无菌制剂。目前最常见的眼用制剂包括滴眼剂、眼用凝胶、眼膏剂,以下是这几种常用眼用制剂的使用方法。

滴眼剂的使用方法:

(1) 使用前先清洁双手。

(2) 混悬型的滴眼剂使用前需先摇匀,取下瓶盖,正确放置,避免污染,注意手不要接触滴眼剂瓶口。

(3) 仰卧或坐位,头稍后仰,眼向上看,手指轻轻将下眼睑拉开,把滴眼剂从距离眼睛 1~2 厘米高处滴入结膜囊中,注意瓶口不要接触到眼睛及睫毛,避免污染。

(4) 松开下眼睑,尽可能让患儿保持较长时间的闭目,不要用力闭眼,以免药液流失。

(5) 不要不停眨眼,用手指轻压靠近鼻侧的内眼角至少 60

秒,避免药液经鼻泪管流入鼻腔增加药物的全身吸收。

（6）用干净的毛巾或纸巾擦去流出结膜囊的药水。

（7）若双眼都需要滴眼,遵循先滴健康眼,后滴病眼的顺序;若双眼都有病,则按照先轻症眼,后重症眼的顺序进行滴眼。

（8）给新生儿、婴幼儿滴眼时,待其睁开眼时将药液滴入其内眦部。

（9）滴眼液每只眼滴 1 滴即可。

（10）滴眼液使用后,要马上拧紧瓶盖,放温度合适的地方保管。

眼膏、眼用凝胶的使用方法:

给药方法与滴眼剂大致相同,将眼膏或眼用凝胶涂入结膜囊的下穹窿内,用药后轻闭眼,转动眼球有助于眼膏的扩散。

▶ 4. 眼用制剂的保存期限是多长?

答 眼用制剂启用后使用期限最多不超过 4 周,因此开启后 4 周的眼用制剂即使仍在有效期内也应丢弃。有部分眼用制剂有其规定的使用期限。例如,某些需要使用前临时配制的眼药水,如利福平滴眼液,配制后的保存期限均短于 4 周;重组人表皮生长因子滴眼液则需要在开封 1 周内用完,需留意说明书的要求。眼用制剂一般保存于避光阴凉处,密封保存,若药品说明书上有特殊贮存要求,则应按照药品说明书上的要求进行存放。

▶ 5. 如何同时使用多种眼用制剂?

答 当需要同时使用两种或以上不同的滴眼液时,两种滴眼液应间隔至少 5 分钟,因为间隔时间太短会令先使用的眼药液被冲走或稀释,降低药效。若是既有眼膏又有滴眼液,根据黏稠度比较:

滴眼液<眼用凝胶<眼膏,使用顺序上应该先用吸收速度较快的滴眼液,接下来再用眼用凝胶与眼膏。若同时使用眼药水与眼膏,两者间隔应为10~20分钟。滴眼液可在白天使用,而眼膏或凝胶一般在晚上临睡前使用。

▶ **6. 眼药水每次用量不多,可否每天多滴儿次? 或每次多滴一些?**

答 任何情况下使用药物都应遵照医生或药师的嘱咐,不可自行增加用药量和用药次数。首先,给药次数是根据药物自身及剂型而设计的,过多使用不但对自身疾病没有帮助,甚至可能出现药品不良反应。其次,结膜囊的容纳量有限,每次滴1~2滴即可,多滴并不会引起更好的效果,甚至可能会增加对角膜和结膜的刺激。

▶ **7. 市面上有很多减轻眼部不适或视力疲劳的眼药水,这些眼药水可给儿童长期使用吗?**

答 绝大多数眼药水中都含有防腐剂,短期使用问题不大,长期使用可能会引起药品不良反应。防腐剂对眼睛有化学刺激,过量使用会改变泪水自然分泌量与成分,不利于眼睛健康。如需长期使用眼药水,应选择去正规医院,在医生指导下使用。

十五、鼻部用药

▶ **1. 儿童常用的鼻用药物有哪些?**

答 局部给药是鼻部疾病的重要给药途径。常用的局部用药物剂型包括滴鼻液、鼻喷雾剂。常用药物:鼻减充血剂羟甲唑啉滴鼻液;糖皮质激素布地奈德鼻喷雾剂;抗过敏药左卡巴斯汀鼻喷雾剂。以上药物均为非处方甲类药物。

▶ **2. 使用鼻用制剂要注意什么?**

答 （1）鼻用制剂仅用于鼻腔,不得接触眼睛,若接触眼睛,须立即用水清洗。

（2）除另有规定外,鼻用制剂应密闭贮存,用后须拧紧瓶盖。

（3）多剂量包装的鼻用制剂在启用后最多使用4周。

（4）鼻用溶液剂应澄清,不得有沉淀和异物,否则不能使用。

（5）鼻用混悬液制剂若出现沉淀物,经振摇应易分散,用前摇匀。

王铁桥　潘　珍　罗立荣　余韶卫　袁明慧

杨敏婷　吴玮哲　徐露珍　章小燕　黎月玲

【参考文献】

林江涛,2012.普通感冒规范诊治的专家共识[J].中华内科杂志,(4)：330-333.

《中国国家处方集》编委会,2013.中国国家处方集(化学药品与生物制品卷·儿童版)[M].北京：人民军医出版社.

中华人民共和国卫生部医政司,2011.糖皮质激素临床应用指导原则(卫办医政发〔2011〕23号).

中华人民共和国卫生部医政司,2012.国家抗微生物治疗指南[M].北京：人民卫生出版社.

中华医学会变态反应学分会儿童过敏和哮喘学组,中华医学会儿科学分会呼吸学组哮喘协作组,2018.抗组胺 H_1 受体药在儿童常见过敏性疾病中应用的专家共识(2018年版)[J].中国实用儿科杂志,33(3)：161-170.

第四部分

儿童常见病、特殊疾病的安全用药知识

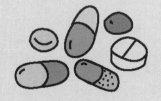

本部分以儿童常见病、特殊疾病(蚕豆病)为线索,以一问一答的形式,介绍儿童常见病、特殊疾病治疗时医生的用药原则、用药方法与用药注意,包括是否需要使用、什么情况才需要使用,一般使用什么药物,使用时的注意事项等,以便家长了解儿童常见病的治疗用药,更好的配合医生的治疗并做到安全用药。

一、发热

▶ 1. 什么情况下需要使用退热药及使用目的?

(答) 发热是人体对感染的一种反应,略高于正常体温的中低热(37.5~38.5℃)时,机体处于更好的抗感染防御状态,此时不应对患儿进行强行退热。

使用退热药的目的是:

(1)缓解发热给患儿带来的不适,以便患儿能正常饮食和睡觉,为对抗疾病补充足够的能量和保持体力。

(2)预防患儿可能因为高热引起的高热惊厥。世界卫生组织建议,如果腋下温度超过 38.5℃,且患儿烦躁不安,应及时给患儿退热治疗。如果既往有热性惊厥病史,体温在 38.0℃时,也应该使用退热药物。

▶ 2. 发热时如何选用退热方法及退热药?

(答) 退热方法有 3 种,温水浴物理降温、贴退热贴和使用退热药物。如果患儿体温不超过 38.5℃,可选择温水浴物理降温和贴退热贴。当体温超过 38.5℃时,应在医生指导下使用退热药物,退热药物有外用(栓剂)、口服和注射 3 种给药方法,主要以口服用药退热为主。

儿童常用布洛芬或对乙酰氨基酚等缓解症状,两者的退热效

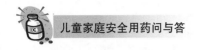

果相似,但也有一定的差异。对乙酰氨基酚用于 3 个月以上患儿;布洛芬用于 6 个月以上患儿;另外,有蚕豆病(葡萄糖－6－磷酸脱氢酶缺乏症)的儿童,在看病时家长要主动告诉医生患儿情况,由医生决定如何选用退热药。

▶ 3. 使用退热药时要注意什么?

(答) (1) 不要超量使用:应按照患儿体重计算用量,切忌因退热效果不好,超剂量或超频次使用。

(2) 切忌盲目使用:退热只是一种辅助手段,很多疾病都可以引起发热,应主要针对疾病本身进行治疗。另外,退热药存在一定的肝、肾毒性和神经毒性,切忌盲目使用。

(3) 切忌长时间使用:连续使用一般不超过 3 天,如服用 3 天病情无好转或者服用过程中病情有明显变化,应及时就医。

(4) 避免擅自减量:家长常因担心药物的副作用,擅自减少剂量,期望达到同样的目的,这样也是不妥当的;因为剂量不够,无法达到预期目的,导致需要使用更大的总用药剂量。

二、高热惊厥

▶ 1. 小儿高热惊厥(抽筋)该如何预防,如何使用退热药?

(答) 在疾病初期使用退热药预防患儿体温过高,一般情况下患儿体温超过 38.5℃服用退热药,有高热惊厥史的患儿体温超过 38℃就要服用退热药预防惊厥(抽筋),并尽快到医院就诊。

▶ 2. 小儿在家里发生高热惊厥(抽筋)可以吃抗惊厥药物吗?

(答) 大多数的高热惊厥呈短暂发作,持续时间 1～3 分钟,不必急于使用抗惊厥药物治疗,应保持呼吸通畅,防止跌落或受伤;勿刺激患儿,切忌掐人中、撬开牙关、按压或摇晃患儿,因可导致其进一步被伤害;抽搐期间分泌物较多,可让患儿平卧,头偏向一侧或侧卧位,及时清理口鼻腔分泌物,避免窒息。在发生抽搐时,禁止喂药,因容易误吸,应及时送医院救治。

三、上呼吸道感染(感冒)

▶ 1. 普通感冒有什么处理原则?

🈳 普通感冒具有一定自限性,症状较轻无须药物治疗,应注意休息、适当补充水、清淡饮食,保持鼻、咽及口腔卫生,避免继发细菌感染等。症状明显影响日常生活则需服药或就医,以对症治疗为主,药物治疗首选口服途径,避免盲目静脉输液。静脉输液仅用于以下情况。

(1)因感冒导致患者原有基础疾病加重,针对基础疾病或并发症需静脉给药。

(2)合并严重腹泻、呕吐或高热导致脱水、电解质紊乱者。

(3)不能口服给药者。

▶ 2. 医生对普通感冒是怎么对症治疗的? 选用药物时的注意事项有哪些?

🈳 普通感冒目前尚无特效的抗病毒药物,普通感冒主要是对症治疗,对症治疗的药物有:

(1)减充血剂:如麻黄碱,能使肿胀的鼻黏膜血管收缩,以减轻鼻充血,缓解鼻塞、流涕、打喷嚏等症状。市面上此类药一般含有麻黄碱成分,为处方药,应在医生指导下使用。

(2) 抗组胺药：如氯雷他定,降低血管通透性,消除或减轻普通感冒患儿的打喷嚏和流涕症状。

(3) 解热镇痛药：如布洛芬、对乙酰氨基酚等,用于缓解普通感冒患儿的发热、咽痛和全身酸痛等症状。

(4) 祛痰药：如氨溴索等,普通感冒后期可有少量痰液,鼻分泌物倒流也会带来类似"痰液"的感觉,可使用祛痰药促进痰液排出。

医生选用这些药物时的考虑或做法：

(1) 有相应症状才需针对该症状选用药物,并非需要选用上述所有药物。

(2) 尽量选用单一成分的药物,不选用复方制剂。

(3) 根据儿童的年龄段选择合适的药物品种及相应的剂量。

▶ 3. 感冒初发,需要马上用药、看病吗?

答 应根据孩子的年龄和症状决定是否看病、用药,如果孩子小于 1 岁或自身免疫力较差,平时多病,那么感冒初发,需要及时就医;如果孩子平时身体强健,仅有清鼻涕或轻咳等症状,可多喝水,多休息,常清洁,戴口罩。因感冒是自限性疾病,身体强健的孩子不必急于看医生,如症状加重,精神状态明显改变,则必须及时就医。

▶ 4. 流行性感冒时,医生如何处理,会另选用什么药物? 家长应如何配合用药?

答 流行性感冒与普通感冒不同,除了对症处理外,医生还会使用抗流感病毒药物进行治疗,一般选择神经氨酸酶抑制剂类药物(如奥司他韦等)。神经氨酸酶抑制剂类药物须在症状出现后尽快使

用,最好在 48 小时内使用,否则效果欠佳,一般用药疗程需要
5 天。

▶ 5. 儿童感冒时有哪些用药注意事项?

答　(1)慎用退热药:只有当体温超过 38.5℃时,才使用退热药。

(2)不能随意使用抗菌药:儿童感冒多是由病毒引起的,使用抗菌药往往无效。仅在继发细菌感染或合并细菌感染性扁桃体炎、支气管炎或肺炎时,才考虑使用抗菌药。抗菌药是处方药,需要在医生指导及开具处方后使用。

(3)禁用成人药:成人药物只在成人做过药物试验,在儿童身上使用,药物安全性未知。另外,成人感冒药可能含有儿童禁用的成分及成人感冒药在儿童使用时可因剂量把握不准确,容易超量,导致增加用药风险,所以成人感冒药不应用于儿童。

(4)不能随意输液:因为是否输液与好得快慢没有必然关系,如上文所述,只在某些情况下才需要输液。盲目输液风险较大,其不良反应发生率和严重程度要高于其他给药途径。对于患普通感冒的孩子,用药原则是能口服不注射,能注射不输液。

(5)用药忌过多:孩子感冒家长着急,为了让感冒早点好,有些家长往往同时给孩子服用好几种感冒药,其实这种做法是相当危险的。目前感冒药的名称很多,但其药物成分大多类似,药物作用也大同小异。如果两种以上感冒药同时服用就相当于加大了药物剂量,发生不良反应的机会和不良反应的严重程度会大大增加。

▶ 6. 鼻塞、流鼻涕时是否一定要用药? 注意什么?

答　鼻塞、流鼻涕是因感冒过程中病毒引起鼻黏膜炎症或充血,分泌物大量增加或黏膜水肿使鼻腔变得狭窄。这一病理过程一般会

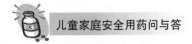

随着感冒的好转,症状会慢慢缓解,只要患儿精神状态好,还能正常吃饭、睡觉、玩耍,一般无须用药。

家长可以做的就是尽量让患儿觉得更舒服点。例如,及时帮孩子擦干净鼻涕,不时用清水洗一下鼻子周围;6个月以下的患儿可多吃一些母乳;6个月以上的患儿多补充水等,鼻塞严重时,可在医务人员的指导下,考虑使用生理海盐水帮助患儿清洗鼻腔。如果症状一直未改善,或者伴随出现发热、流脓涕、耳痛等症状时,就需要及时就医,以排除是否并发其他部位的细菌感染。

如果患儿是过敏体质或者出现流鼻涕、打喷嚏的情况,需要警惕过敏性鼻炎的发生,由医生给予抗过敏治疗。

▶ 7. 感冒时可给孩子吃抗菌药吗?

答 只有感冒合并细菌感染或者继发细菌感染时才需要用抗菌药。

因为绝大部分的感冒和咽炎是由病毒引起的,使用抗菌药无效,而且会增加不良反应的发生风险,还会导致细菌耐药。所以单纯感冒不需要也不应该用抗菌药。当感冒合并或者继发细菌感染时才需要用抗菌药,是否合并或者继发细菌感染,则由医生判断,判断后由医生决定是否需要用抗菌药,使用哪种抗菌药。

▶ 8. 普通感冒需要做雾化治疗吗?

答 普通感冒一般不需要雾化治疗。当患儿出现以下情况时,医生会考虑将药物通过雾化吸入进行对症治疗。例如,严重咳嗽(吐奶、无法入睡);分泌物黏稠、不易咳出;气道过于敏感;合并喘息、急性炎症。

▶ **9. 激素不良反应比较多, 孩子得了急性喉炎可以用激素吗?**

(答) 急性喉炎是感冒时常见的并发症之一, 绝大多数由病毒(有时是细菌)进入口咽后感染喉部所致, 其典型表现是声嘶、喉鸣, 甚至犬吠样咳嗽、呼吸困难, 根据病情, 医生可考虑使用激素。家长不必闻激素色变, 激素是急性喉炎的急救治疗药物, 它可以缓解喉部水肿, 保证呼吸通畅。至于激素的副作用无须过虑, 在医生的指导下短期、合理使用是安全的。

▶ **10. 儿童急性扁桃体炎一般如何处理? 需要注意什么?**

(答) 儿童急性扁桃体炎也是一般感冒常见的并发症, 处理方法如下。

(1) 首先区分是病毒感染还是细菌感染。病毒性急性扁桃体炎常为自限性, 无须使用抗菌药治疗, 其可随感冒好转而逐渐恢复。细菌感染性的扁桃体炎, 需选用抗菌药治疗, 但抗菌药为处方药, 且不良反应多, 应由医生明确诊断后遵医嘱用药。需要强调的是, 如高度考虑或确定为链球菌感染, 需要足量、足疗程使用有效抗菌药 2 周或以上, 否则容易导致肾炎、心内膜炎、风湿热等其他疾病。

(2) 除以上处理外, 也可以进行局部药物治疗, 包括使用含漱液、局部含片等, 也有一定疗效。如年龄较大的儿童可以使用复方氯己定含漱液、复方硼砂溶液等进行漱口。

四、咳嗽

▶ **1. 咳嗽是否都要用镇咳药? 什么情况需要用镇咳药?**

(答) 咳嗽是人体清除呼吸道分泌物的一种保护机制, 一般情况下无须刻意去抑制它。如果咳嗽比较剧烈, 影响了患儿的进食与睡

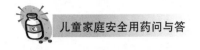

眠,才需要使用合适的镇咳药物进行治疗。至于选用何种镇咳药,则需要看导致咳嗽的病因。因为咳嗽原因较多,所以咳嗽药的选择应由医生评估病情后决定,家长只需要配合治疗即可。

▶ **2. 什么情况才需要用祛痰药? 要注意什么?**

答 祛痰药是一类可以使痰液黏稠度降低使痰易于咳出,或通过加速呼吸道黏膜纤毛运动,改善痰液的转运功能的药物,通过祛痰间接发挥镇咳、平喘的作用。

患儿痰不多时,可通过多喝水稀释痰液、拍背使痰液易于排出等,而先不用药。

如患儿咳嗽有痰且不易咳出,可在医生的指导下使用祛痰药。需由医生判断痰多的主要原因,有针对性选择祛痰药。祛痰药偶可致恶心、呕吐等,用量不宜过大。

▶ **3. 儿童慢性咳嗽应如何配合医生治疗和用药?**

答 临床上咳嗽超过1月者称为慢性咳嗽。咳嗽长达1月,家长们绝大多数已经带着孩子多次就医。如症状仍不能缓解,说明不是常见病因导致的咳嗽,此时重点要查明病因,而不能抱着侥幸心理继续使用止咳药。而儿童慢性咳嗽的原因很多,如迁延性或慢性呼吸道感染、哮喘、过敏、异物吸入、胃食管反流、中耳炎等,须配合医生查明病因后再治疗。

五、哮喘

▶ **1. 吸入用药适合哮喘患儿吗?**

答 哮喘的治疗药物可通过吸入、口服或其他肠道外(静脉、透皮等)途径给药,其中吸入给药是哮喘治疗最重要的方法,吸入药物直接作用于气道黏膜,局部作用强,而全身药品不良反应少。几乎所有儿童均可通过教育,使其正确实施吸入治疗方法。所以吸入用药适合哮喘患儿的治疗。

▶ 2. 哮喘患儿使用糖皮质激素类药须注意什么?

答 (1)哮喘患儿首选药物吸入治疗,但重症未控制的哮喘患儿需长期口服糖皮质激素(指超过2周),尤其是糖皮质激素依赖型哮喘。

(2)为减少糖皮质激素类药的不良反应,可采用隔日清晨顿服用药。

(3)因长期口服糖皮质激素副作用大,尤其是正在生长发育的儿童,应选择最低有效剂量,并尽量避免长期使用。

(4)不能马上停用糖皮质激素类药,要按规定逐渐减量后停药。

由此,哮喘患儿使用糖皮质激素类药须按专科医生的处方使用,家长不宜擅自使用及调整用药方案。

六、腹泻

▶ 1. 儿童急性腹泻医生一般如何治疗? 有哪些药物可以选择?

答 急性腹泻是指1日3次以上稀便,或婴儿1日5次以上;或婴儿大便量大于10 g/kg体重,儿童1日大便量超过200 g,其中水分占80%,且病程在2周内。引起急性腹泻的原因较多,最常见的原因是感染(病毒、细菌、真菌等)。急性腹泻治疗分为对症治疗和病因治疗。对症治疗,补水与纠正电解质失衡,需要给予口服补液

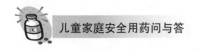

盐和止泻药。病因治疗是医生根据检验检查结果判断致病原因后进行的治疗。另外,根据患儿的情况,给予一些辅助治疗,如补锌、补充益生菌。如发热,在医生指导下使用退热药。

▶ **2. 孩子出现急性腹泻时家长该怎么做?**

(答) 孩子出现急性腹泻时,注意两方面的情况:一是病情严重程度,包括每日腹泻的次数,腹泻的量,以及孩子的饮食情况和精神状态;二是脱水情况,包括皮肤弹性情况、哭时是否有泪,以及尿量等。

对轻度腹泻(腹泻次数不多,患儿精神状态好等)可通过口服补液纠正脱水,如用口服补液盐Ⅲ配成溶液予以补充。但需密切观察患儿的情况,如出现腹泻严重或患儿病情出现急骤变化,需及时就医处理。

▶ **3. 急性腹泻时用药要注意什么?**

(答) (1)治疗腹泻的重点是及时、足量补液。选择口服补液盐Ⅲ【处方药】,用温水溶解后少量多次服用。不能用果汁、饮料来补液。

(2)不能随意给予抗菌药治疗。病毒性腹泻有自限性,主要是补液以预防和纠正脱水,如为细菌性腹泻,需由医生诊断后给予抗菌药治疗。

(3)如发热,体温超过 38.5℃,才使用退热药,反复发热需要及时就诊。

(4)口服补液盐Ⅲ属于处方药,必须经儿科医生诊断、开具处方后,经医院药房调配发药使用。

▶ **4. 儿童出现腹泻一定要用止泻药吗?**

(答) 儿童腹泻原因较多,应根据不同的原因考虑是否使用止泻药。

儿童急性腹泻时排便次数增多增快,从某种角度看是一种保护机制,是对病原体侵入的一种反应,通过加快肠内容物的排泄达到减少有害微生物、物质停留体内的时间,用止泻药则中断了该种机制,使病情加重或延长,且可能掩盖病情,因此不能随便用止泻药,必要时咨询医生。

▶ 5. 病毒性腹泻需要用抗病毒药、抗菌药或止泻药吗?

(答) 不需要。儿童腹泻的原因最常见的是病毒感染,以轮状病毒和诺如病毒最为常见。病毒引起的腹泻是自限性疾病,如不严重脱水、没有并发症(这些情况不多见),不吃药也能好转,另外,目前还没有抗该类病毒的药物,所以不推荐使用抗病毒药。

此外,不是所有的细菌感染性腹泻都必须使用抗菌药,病情不严重,病情短时,可以不用。如需使用抗菌药,则需要在医生指导下选择敏感抗菌药足量、足疗程使用。

▶ 6. 儿童腹泻,如何正确补液?

(答) 儿童腹泻时,在流失水分的同时,各种矿物质也随之流失,持续腹泻更会引发脱水,从而导致水、电解质失衡。因此,防止脱水是治疗儿童腹泻的关键之一。严重脱水需要静脉补液者,应及时到医院就诊。如果是轻微的腹泻,没有发热、脱水等情况,儿童精神及食欲良好,可以喝一些口服补液盐溶液、米汤加盐溶液、糖盐水等。对于轻、中度脱水,最初 4 小时内口服补液盐用量为:体重(千克)×75 毫升,如无法估算,则宁多(一点)勿少。最简单的观察指标是尿量和尿色,尿少且黄意味着脱水或补液不足的可能性高,尿多且清则反之。

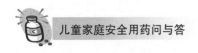

▶ 7. 孩子腹泻,家长可以自制糖盐水替代口服补液盐吗?

答 不建议! 孩子腹泻,医生会开一些口服补液盐,以补充水、电解质。口服补液盐的配方是非常精确的,家制的糖盐水,一方面是不好掌握糖、盐的比例及浓度;另一方面,自制的糖盐水不含钾,而腹泻的孩子急需补充钾,因为低钾会引起心脏问题。所以,不建议使用自制的糖盐水补液。但如果情况很紧急,身边没有药品,临时补点盐水是可以的,但也要马上去医院就诊。

七、便秘

▶ 孩子便秘时可用什么药? 注意什么?

答 儿童便秘常用药物为乳果糖。乳果糖作用较为温和,安全性高,6个月以上的患儿可以在医生的指导下服用。但需要特别注意的是,一些患儿不能使用,如患有罕见的半乳糖或果糖不耐受,乳糖酶缺乏,半乳糖血症或葡萄糖/半乳糖吸收不良综合征、糖尿病的患儿慎用。另外,顽固性便秘紧急情况下可予开塞露通便(肛门用药),也较为安全。

八、缺钙

▶ 1. 钙缺乏有什么危害?

答 人体钙缺乏可增加各种慢性代谢性疾病的风险,如骨质疏松症、高血压、肿瘤、糖尿病等。儿童时期的钙缺乏主要会引起营养性佝偻病的发生,影响儿童的生长发育。

▶ 2. 哪些患儿不可以服用补钙药?

答 患有高钙血症、高钙尿症、含钙肾结石或有肾结石病史的患儿不可服用补钙药。

▶ 3. 补钙过多会造成什么影响?

答 补钙过多,会出现厌食、恶心、便秘、消化不良、尿路结石等症状。所以,不建议家长自行补钙,是否需要补钙、补多少,应经儿科医生评估后再补充。

▶ 4. 补钙要注意什么?

答 一般体内钙的阈值是 1 000~1 500 毫克,钙量摄取再多,钙的吸收也不会增加,因此也不会沉积更多的钙。补钙期间应定期到医院测定血清钙含量,避免盲目补钙过量,酿成不良后果。

▶ 5. 年龄越小的孩子,对钙的需求越多吗?

答 孩子的基本特点是生长发育。越小的孩子生长发育越快,骨形成越快,骨量堆积越多,钙的吸收、储备也就越多,需要的钙量也就越多。

▶ 6. 怎样补钙效果更好?

答 乳制品中含钙丰富,母乳中的钙含量较牛乳低,但钙、磷比例适当(2∶1),钙的吸收较好,因此补钙首选乳制品,鼓励母乳喂养至少6 个月,6 个月之后继续母乳喂养并开始添加辅食,一般可不加服钙剂,但如人乳及乳制品摄入不足和营养欠佳时,可在医生的指导下适当补充钙剂。

要获得较好的补钙效果,应注意以下几点:

(1)蛋白质可以促进钙的吸收,使钙一直维持可溶状态,利于钙的扩散,故补钙期间应有足够的蛋白质摄入。

（2）植酸、草酸、鞣酸可与钙结合为难溶性复合物，减少钙的吸收，缺乏奶制品的高纤维膳食，钙的吸收也受到影响，故补钙时不要与富含植酸、草酸、鞣酸、高纤维的膳食同时进餐。

（3）补钙的同时应注意促进钙吸收和钙代谢的维生素 D 的补充，以及微量营养元素铁、锌的补充。

（4）牛奶中的乳糖有利于促进钙的吸收，补钙期间可适当食用牛奶。

（5）维持长期充足的钙摄入可以增加骨密度，较短期大剂量补充钙剂效果更好。

九、缺铁(缺铁性贫血)

▶ **1. 儿童缺铁性贫血应如何用药？需要注意什么？**

答 （1）确定为缺铁性贫血后，首先口服补铁剂治疗，常用的有琥珀酸亚铁、硫酸亚铁。使用哪种补铁剂及治疗剂量应遵医嘱，不可随意用药。治疗一段时间后(如 2~4 周)，根据医生的意见复查(如血红蛋白)，以评估疗效，如血红蛋白浓度增加10 克/升或以上，则补铁剂治疗有效，继续治疗至血红蛋白浓度恢复正常后，按照医生意见继续口服治疗一定时间(如 1~2 月不等)。

（2）口服补铁剂的同时口服维生素 C，可有效促进铁吸收，提升治疗效果。

（3）对于早产、低出生体重儿，可根据医生的建议，从出生 1月后开始补充元素铁，并根据贫血相关检查结果，补充到矫正月龄12 个月。

（4）如患地中海贫血，则必须根据铁的相关检验结果进行补铁。

▶ 2. 过量补铁有何危害?

答 补铁过多，会影响小肠对其他微量元素如锌和镁的吸收，引起缺锌症及缺镁症；还会引起体内维生素缺乏，导致体内抗氧化的机制失调，使毛细血管膜遭到广泛的破坏，可引发不良后果。过量的铁被吸收后，会沉积在胰腺，导致胰腺功能异常，不但影响消化功能，而且还能引起"青铜色糖尿病"。此外，还会减弱婴儿的免疫功能，使其容易遭受致病菌的感染。

所以，一定要在医生的指导下，按医嘱进行补铁，并定期检查补铁效果，监测不良反应，发现异常及时处理。

▶ 3. 不同的婴幼儿如何补充铁剂?

答 补铁之前需要了解婴幼儿的出生情况、喂养情况及有无地中海贫血等情况后才进行铁剂的补充。

（1）纯母乳喂养的足月儿：母乳喂养 4~6 个月后，如继续纯母乳喂养，应及时添加富含铁的食物；必要时可按每千克体重每天 1 毫克的量补铁（最多 15 毫克）。

（2）早产儿、低体重儿：每千克体重每天补充 2 毫克液体铁剂，从出生后 4~8 周开始，持续到矫正月龄 12 个月。

（3）人工喂养或混合喂养儿：根据实际摄入的铁元素量来决定补充的量。

（4）婴幼儿辅食添加可给予蛋黄、瘦肉泥以增加铁的摄入，增加富含维生素 C 的蔬果可促进铁的吸收。

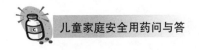

十、维生素 A 缺乏症

▶ 1. 预防维生素 A 缺乏症的措施有哪些?

答 预防维生素 A 缺乏症的措施:开始添加辅食的婴幼儿,在母乳喂养同时,应添加动物肝脏、绿叶蔬菜等富含维生素 A 的食物。早产、低体重出生婴儿应适当补充维生素 A。

▶ 2. 维生素 A 缺乏症的治疗措施有哪些?

答 维生素 A 缺乏症的治疗措施包括:饮食调节、治疗原发病、口服或注射维生素 A。对眼部症状给予局部治疗。

▶ 3. 维生素 A 缺乏症患儿在服用维生素 A 过程中应注意什么?

答 (1)婴幼儿对大量、超量维生素 A 较敏感,应严格按照药品说明书推荐的剂量或医嘱谨慎使用。

(2)如怀疑维生素 A 中毒,应配合医生进行暗适应、眼震颤电动图、血浆胡萝卜素及血清视黄醇水平的检查及进行相应的治疗。

(3)慢性肾功能减退者须慎用,肾衰禁用。

十一、维生素 D 缺乏症及维生素 D 缺乏性佝偻病

▶ 1. 维生素 D 缺乏症及维生素 D 缺乏性佝偻病防治的主要措施是什么?

答 (1)补充维生素 D,常用药物有维生素 D_3(胆骨化醇)。

(2)保持足够的户外活动时间,日光照射使皮肤合成维生素 D。

(3)适量补充钙剂。

▶ 2. 服用维生素 D 过程中应注意什么?

(答) （1）高磷血症及肾功不全者慎用。

（2）与制酸药(含镁)同用,会引起高镁血症。

（3）与大剂量钙剂或利尿药同用,会引起高钙血症。

（4）因治疗需要,须大剂量使用时,应定期检查血钙水平。出现恶心、呕吐也要检查血钙水平。服用维生素 D 1 个月后,应及时去医院检测血清钙、磷、碱性磷酸酶及 25-羟基维生素 D[25-(OH)D]水平。

（5）高钙血症、高磷血症伴肾性佝偻病禁用。

（6）短时间超量使用,可引起急性高钙血症,引起急性中毒。长时间大量服用,引起慢性中毒。

十二、锌缺乏症

▶ 1. 锌缺乏的原因及危害有哪些?

(答) 长期摄入不足是造成锌缺乏的主要原因。长期、反复腹泻,呼吸道感染使锌丢失增加而吸收减少,也是造成锌缺乏的重要原因。

锌缺乏影响儿童生长发育,造成生长迟缓、免疫功能下降,影响神经心理发育。

▶ 2. 你知道预防和治疗锌缺乏症的方法吗?

(答) 防治锌缺乏症,主要是调整膳食结构,增加锌摄入,消除导致锌缺乏症的因素,之后才是适量补充锌。含锌较高的食物有贝壳类食物和红肉类食物。补充锌的药物有葡萄糖酸锌、硫酸锌等。世界卫生组织推荐治疗儿童腹泻时可同时补充锌。

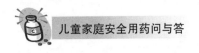

十三、外伤

▶ **1. 外伤时怎样处理？用什么药？**

答 儿童常见外伤包括擦伤、刺伤、扭伤和割伤，除小面积轻微擦伤外，其他的外伤需要就医处理。小面积轻微擦伤可通过清创（干净的清水／生理盐水清洗伤口处杂物）、消毒（用碘伏及无菌棉签消毒伤口）、止血（按压，创可贴外贴），并避免后继感染，用药方面可予红霉素软膏或百多邦软膏外用。注意：以往用的"红药水"已禁用。

▶ **2. 儿童外伤使用外用药时，有哪些药不能用？**

答 治疗跌打损伤的药物因多含毒性成分，用于儿童时，如剂量控制不当，可造成中毒。如跌打万花油，因含有毒性中药马钱子、生天南星，均为婴幼儿禁用药。镇痛活络酊因含有毒性中药生草乌、生川乌，也为儿童禁用。家长在给患儿用此类外用药前，应详细阅读药品说明书中的禁忌项、注意项，不可随意给儿童用药。

十四、皮肤疾病

▶ **1. 治疗严重的皮炎、湿疹时外用糖皮质激素应注意什么？**

答 治疗严重皮炎、湿疹时，医生会根据患儿的年龄、发生部位、皮疹类型、皮肤局部有没感染等选择合适的外用糖皮质激素种类和剂型，家长应按医嘱使用，不能随意选用。

▶ **2. 急性湿疹患儿如何使用外用药进行治疗？应注意什么？**

答 急性湿疹如仅有红斑、丘疹者，可在医生的指导下外用糖皮质激素软膏,配合炉甘石洗剂消肿止痒。如有显著糜烂、渗出,不宜使用炉甘石,应及时就医。

▷ 3. 湿疹、特应性皮炎伴皮肤干燥患儿应选择何种药品保湿、润肤?

(答) 外用 10% 尿素软膏使皮肤保持润泽,1 日 2~3 次。

▷ 4. 比较局限的、合并细菌感染的湿疹、皮炎使用含抗菌药的药膏,要注意什么?

(答) 使用含抗菌药的药膏应在医生的指导下使用,而且使用时间不能太长,以免引起细菌耐药。

▷ 5. 皮炎、湿疹、严重瘙痒患儿使用抗过敏药应注意什么?

(答) 皮炎、湿疹、严重瘙痒患儿使用抗过敏药过程中应注意:

(1)按医嘱使用,用药 1 周症状没有改善,应及时就医。

(2)注意观察用药后的药品不良反应。

(3)注意准确给药,按不同年龄段的服用剂量规定用药。

(4)多数抗过敏药药品说明书提示只能用于 2 岁或以上的儿童。6 个月至 2 岁的婴幼儿如需用药,应遵医嘱。月龄小于 6 个月的婴儿则缺乏有效性、安全性的循证医学证据,不能随意使用。

十五、蚕豆病

▷ 1. 什么叫蚕豆病?

(答) 蚕豆病是一个通俗的讲法,这是一种由于红细胞缺乏葡萄糖-6-磷酸脱氢酶(G-6-PD)导致的遗传疾病。有 5 种临床类型,

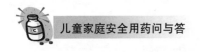

蚕豆病是其中一种,往往发生在夏初蚕豆收获的季节,有的人食用蚕豆或蚕豆制品(如粉丝)而发病。临床表现主要是溶血、不同程度的黄疸及血尿。

▶ 2. 蚕豆病患儿应注意什么?

答 (1)蚕豆病患儿除禁食蚕豆及蚕豆制品、避免接触蚕豆花粉外,在用药方面也要非常谨慎,要在医生、药师指导下用药,优选安全性高的药物,不要自行用药。

(2)看病时家长应首先告知医生患儿有蚕豆病,以便医生选用安全性相对好的药物。

▶ 3. 蚕豆病患儿禁用、慎用药物有哪些?

答 (1)禁用药:① 西药类,如阿司匹林、喹诺酮类(沙星类)抗菌药、呋喃唑酮(痢特灵)、呋喃西林、盐酸小檗碱(黄连素)、小儿氨酚黄那敏(含人工牛黄)、氯苯那敏(扑尔敏)、部分磺胺类药物(如复方新诺明)等;② 中草药类,如川连、黄连、牛黄、珍珠粉、金银花、腊梅花、薄荷、冰片等;③ 含以上中药成分的中成药,如保婴丹、五花茶、银翘散、半夏泻心汤、安宫牛黄丸等。

(2)患儿有外伤时禁用:"紫药水""红药水""双氧水",可以选择碘伏消毒,没有伤口时,可以使用含酒精的免洗消毒液。

(3)慎用对乙酰氨基酚,退热时优先选择布洛芬。无自发性溶血的患儿,在没有布洛芬的情况下,须谨慎选用对乙酰氨基酚,用药期间注意观察用药后的不良反应。苯海拉明也须慎用,特殊情况需要使用,须由医生决定。

罗立荣　王铁桥　苏海浩　余韶卫　盛飞凤　袁明慧

【参考文献】

蔡翅鸿,吴晔明,2017.中西医治疗儿童便秘研究进展[J].现代中西医结合杂志,26(26):2961-2964.

陈爱欢,陈慧中,陈志敏,等,2009.儿童呼吸安全用药专家共识:感冒和退热用药[J].中华实用儿科杂志,24(6):442-446.

陈华,沈洁,2012.小儿退热药的合理选择[J].中国中西医结合儿科学,4(1):11-12.

谷庆隆,洪建国,许政敏,2017.儿童普通感冒与变应性鼻炎早期识别和诊治专家共识[J].临床儿科杂志,35(2):143-147.

洪建国,2016.重视儿童咳嗽病因识别与用药选择[J].中国实用儿科杂志,31(3):161-163.

冀连梅,2019.冀连梅儿童安全用药手册[M].北京:北京出版社.

江载芳,申昆玲,沈颖,2018.诸福棠实用儿科学[M].8版.北京:人民卫生出版社.

李必君,2014.小儿常用退热药合理选择[J].中外医学研究,12(24):11-12,145-146.

陆权,安淑华,艾涛,等,2013.中国儿童普通感冒规范诊治专家共识(2013年)[J].中华实用儿科杂志,28(9):680-686.

王宝西,2012.儿童慢性便秘的临床特点及治疗[J].中国实用儿科杂志,27(8):561-564.

张才军,黄志,2018.儿童热性惊厥诊治策略研究进展[J].儿科药学杂志,24(12):50-53.

张树成,白玉作,2020.儿童便秘的治疗手段及应用指征[J].临床小儿外科杂志,19(1):12-17.

中国医生协会儿科医生分会儿童耳鼻咽喉专业委员会,2017.

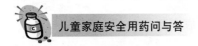

儿童急性扁桃体炎诊疗：临床实践指南(2016年制定)[J].中国实用儿科杂志,3(32)：161－164.

中国医生协会呼吸医生分会,中国医生协会急诊医生分会,2012.普通感冒规范诊治的专家共识[J].中华内科杂志,51(4)：330－333.

中国营养学会"缺铁性贫血营养防治专家共识"工作组,2019.缺铁性贫血营养防治专家共识(2019年版)[J].营养学报,41(5)：417－426.

中华医学会儿科学分会呼吸学组,《中华儿科杂志》编辑委员会,2016.儿童支气管哮喘诊断与防治指南(2016年版)[J].中华儿科杂志,54(3)：167－181.

中华医学会儿科学分会消化学组,中华医学会儿科学分会感染学组,2009.儿童腹泻病诊断治疗原则的专家共识[J].中华儿科杂志,47(8)：634－636.

第五部分

家庭常用药物的安全使用知识

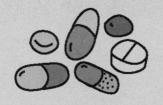

　　本部分介绍了《中国国家处方集(化学药品与生物制品卷)(儿童版)》(2013版)收载,需要在家里使用的常用药品的安全使用知识。内容包括药品的适用范围、药品不良反应、使用时的注意事项、禁忌、药师用药指导等,以便家长具体了解居家使用药品的安全使用基本知识,为安全使用这些药品提供帮助。

　　本部分介绍的药品,大部分是"非处方药",少部分是"处方药"。

　　"处方药"必须由儿科医生诊断、开具处方后,经医院药师调配、指导下使用。

　　虽然"处方药"与"非处方药"的分类方法与标准没有成人与儿童之分,但由于儿童尤其婴幼儿自身特殊的生理、病理特点,使其对药物的吸收、分布、代谢与排泄,以及对药物的反应都与成人有着较大的差异,用药稍有不慎,容易发生中毒或严重的药品不良反应,导致身体损害甚至死亡。因此,儿童使用非处方药时,不能与成人一样,由非专业人员(家长)自行判断、购买和使用。"非处方药"必须在医生或药师的指导下购买和使用,使用后须加强观察。

　　本部分介绍的药品,部分有儿童剂型或品规,对于没有儿童剂型或品规的药品,更需要在医生、药师的指导下使用。

一、退热药

(一) 对乙酰氨基酚

▶ 1. 对乙酰氨基酚适用于什么情况?

答　对乙酰氨基酚具有解热、镇痛的作用。用于中、重度发热及缓解轻至中度疼痛,如头痛、肌痛、关节痛等对症治疗。

▶ 2. 使用对乙酰氨基酚要注意什么?

答 (1) 肝病患儿尽量避免长期使用。

(2) 肾功能不全者长期大量使用对乙酰氨基酚有增加肾毒性的危险,故建议减量使用。

(3) 不宜大量或长期用药以防引起造血系统和肝肾功能损害。

(4) 3 岁以下儿童因其肝、肾发育尚未成熟,代谢及消除药物的功能不完备,应在医生或药师的指导下使用。

(5) 对阿司匹林过敏者慎用。过敏体质者慎用。

▶ 3. 对乙酰氨基酚有什么禁忌?

答 严重肝肾功能不全患儿及对对乙酰氨基酚过敏者禁用。

▶ 4. 对乙酰氨基酚有什么不良反应?

答 常规剂量下的不良反应较少,少见恶心、呕吐、出汗、腹痛、皮肤苍白等;罕见过敏性皮炎(皮疹、皮肤瘙痒等)、粒细胞缺乏、血小板减少、高铁血红蛋白血症、贫血、肝肾功能损害和胃肠道出血等。罕见血管性水肿、史-约综合征及口唇、舌、咽喉、面部水肿、脱皮和溃疡。有时伴有支气管痉挛。

▶ 5. 药师用药指导意见有哪些?

答 (1) 对乙酰氨基酚混悬剂与混悬滴剂的剂型、剂量不同,两者的用量不能互换。混悬滴剂:使用前摇匀,使用滴管量取,滴入口中,或滴入约 20 倍体积的温水中搅匀后服用,使用后须清洗滴管。混悬剂:使用前摇匀,用量杯量取。

（2）对乙酰氨基酚为对症治疗药,用于解热连续使用不超过3天,用于镇痛不超过5天,如症状未缓解应咨询医生或药师。

▶ 6. 安全使用常识有哪些?

答（1）与其他药物同时使用,可能会发生药物相互作用,导致不良反应增加。如需与其他药品联用,应咨询医生或药师。

（2）不能同时服用其他退热药或含有解热镇痛药成分的药品（如某些复方感冒药）。

（3）服用对乙酰氨基酚期间不得饮酒或饮用含有酒精的饮料。

（4）性状发生改变时禁止使用。

（5）儿童必须在成人监护下使用。须将对乙酰氨基酚放在儿童不能接触的地方。

▶ 7. 儿童应如何使用对乙酰氨基酚?

答 大于3个月的婴幼儿退热可选用对乙酰氨基酚,但应注意用药剂量和频次,不能擅自增加剂量和使用次数。若持续高热或疼痛,可间隔4~6小时重复用药1次,24小时内不能超过4次。剂量过大可引起肝脏损害,严重者导致昏迷甚至死亡。

▶ 8. 为了尽快退热,可否将对乙酰氨基酚和布洛芬一起给孩子使用?

答 不推荐对乙酰氨基酚和布洛芬联合使用,也不推荐这两个药交替使用。因为没有证据证明交替或联合使用退热药对缓解儿童不适有用,而且还可能增加用错药、用药过量、引发潜在的药品不良反应的风险。

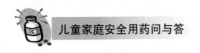

（二）布洛芬

▶ **1. 布洛芬适用于什么情况?**

答 用于儿童普通感冒或流行性感冒引起的发热,也用于缓解轻至中度疼痛如头痛、关节痛、偏头痛、牙痛、肌肉痛、神经痛。

▶ **2. 使用布洛芬要注意什么?**

答 （1）一般适用于大于 6 个月的患儿,用药应遵医嘱。

（2）对阿司匹林或其他非甾体抗炎药(如对乙酰氨基酚、萘普生)过敏者对布洛芬可能有交叉过敏。

（3）布洛芬可能增加胃肠道出血的风险并导致水钠潴留(表现为短时期内体重增加明显,体表肢体水肿)。

（4）轻度肾功能不全者可使用最小有效剂量,并密切监测肾功能和水钠潴留情况。

（5）因布洛芬可降低阿司匹林保护心脏和抗血小板活性的作用,正在服用阿司匹林的患儿应慎用本品。

（6）有消化道溃疡病史、支气管哮喘、心功能不全、高血压、血友病或其他出血性疾病及有骨髓功能减退病史的患儿慎用,须在医生指导下使用。

（7）长期用药时应定期检查血象及肝、肾功能。

（8）过敏体质者慎用。

▶ **3. 布洛芬有什么禁忌?**

答 （1）活动性消化性溃疡禁用。

（2）对其他非甾体抗炎药过敏者或对阿司匹林过敏的哮喘患儿禁用。

（3）服用本药及其他非甾体抗炎药诱发哮喘、鼻炎或荨麻疹的患儿禁用。

（4）严重肝病患儿及中重度肾功能不全者禁用。

（5）对布洛芬过敏者禁用。

▶ 4. 布洛芬有什么不良反应？

答 少数患儿可出现恶心、呕吐等胃肠道不良反应及出血、转氨酶升高、头痛、头晕、耳鸣、视力模糊、精神紧张、嗜睡、下肢水肿或体重骤增。罕见肾功能不全。

▶ 5. 关于布洛芬，药师用药指导意见有哪些？

答 混悬液、混悬滴剂使用前须摇匀，使用后须清洗滴管或量杯。

布洛芬混悬液（100 毫升）与布洛芬混悬滴剂（15 毫升）的药物浓度不一致，二者使用量（所量取的药品体积）不一样，须根据说明书推荐的剂量（体积）使用，必要时咨询药师。

▶ 6. 布洛芬安全使用常识有哪些？

答（1）不宜长期或大量使用，用于镇痛不得超过 5 天，用于解热不得超过 3 天，如症状不缓解，应咨询医生或药师。

（2）与其他药物同时使用可能会发生药物相互作用，应咨询医生或药师。

（3）不能同时服用其他含有解热镇痛药成分的药品（如某些复方感冒药）。

（4）服用布洛芬期间不得饮用含有酒精的饮料。

（5）布洛芬性状发生改变时禁止使用。

（6）儿童必须在成人监护下使用。如出现胃肠道出血或溃疡、胸痛、气短、无力、言语含糊等情况,应停药并咨询医生。

（7）第一次使用布洛芬如出现皮疹或过敏症状,应停药并咨询医生。

（8）如服用过量或出现严重不良反应,应立即就医。

▶ 7. 哪些患儿不适合用布洛芬退热?

答 对阿司匹林或其他非甾体抗炎药(如对乙酰氨基酚等)过敏的患儿禁用。有支气管哮喘、消化道溃疡、心功能不全的患儿应在医生指导下用药。6个月以下的婴儿应遵医嘱使用。

二、祛痰药

（一）氨溴索

▶ 1.氨溴索适用于什么情况?

答 氨溴索适用于伴有痰液分泌异常或排痰功能不良的急、慢性肺部疾病的祛痰治疗,尤其是慢性支气管炎急性发作、喘息性支气管炎、支气管哮喘等的祛痰治疗。

▶ 2. 使用氨溴索要注意什么?

答 （1）过敏体质者慎用。

（2）应注意避免与中枢性镇咳药(如右美沙芬等)合用,因为使用镇咳药后,使稀化的痰液不易咳出,容易堵塞气道造成窒息。

（3）氨溴索为黏液调节剂,具有化痰作用,仅对痰咳症状有一定作用,在使用时应注意咳嗽、咳痰的原因,如使用 7 天后未见好转,应及时就医。

(4) 部分氨溴索口服溶液(如沐舒坦)含有薄荷醇,如果接触到 2 岁以下儿童的鼻腔,可引发呼吸暂停和喉部痉挛,2 岁以下儿童应用时,须注意防止药品接触到鼻孔或靠近鼻子。

▶ 3. 氨溴索有什么禁忌?

(答) 对氨溴索或药品配方中其他任何成分过敏者禁用。

▶ 4. 氨溴索有什么不良反应?

(答) 氨溴索通常能较好耐受,偶见轻微上腹部不适、食欲缺乏、胃痛、胃部灼热、消化不良、恶心、呕吐、腹泻、皮疹;罕见头痛、眩晕、血管性水肿;其他过敏极少出现,主要为皮疹。

▶ 5. 药师用药指导意见有哪些?

(答) 氨溴索最好在进餐时服用。

(二) 乙酰半胱氨酸

▶ 1. 乙酰半胱氨酸适用于什么情况?

(答) 乙酰半胱氨酸用于痰液黏稠不易咳出的呼吸系统疾病,如急性支气管炎、慢性支气管炎、支气管扩张。

▶ 2. 使用乙酰半胱氨酸要注意什么?

(答) 婴儿使用后痰液较多,应注意拍背,以便痰液咳出,防止呛咳。

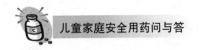

▶ **3. 乙酰半胱氨酸有什么禁忌?**

(答) 对乙酰半胱氨酸过敏者,支气管哮喘、胃溃疡患儿禁用。

▶ **4. 乙酰半胱氨酸有什么药品不良反应?**

(答) (1) 对呼吸道黏膜有刺激作用,故有时引起呛咳或支气管痉挛。

(2) 水溶液有硫化氢的臭味,部分患儿可引起胃肠道不适。偶见恶心、呕吐,极少见皮疹。

(3) 偶可引起咯血。

▶ **5. 药师用药指导意见有哪些?**

(答) (1) 应避免与抗菌药在同一溶液内混合服用。

(2) 乙酰半胱氨酸有难闻气味,属正常情况。

▶ **6. 安全使用常识有哪些?**

(1) 乙酰半胱氨酸可使痰黏度降低,使痰容易咳出,仅对咯痰症状有一定作用,如使用 7 天后未见好转,应及时就医。

(2) 乙酰半胱氨酸性状发生改变时禁止使用。

三、镇咳药

(一) 右美沙芬

▶ **1. 右美沙芬适用于什么情况?**

(答) 右美沙芬主要用于干咳,适用于感冒、咽喉炎及支气管炎等引起的咳嗽。

▶ **2. 使用右美沙芬要注意什么?**

(答)（1）过敏体质者慎用。

（2）肝、肾功能不全者慎用。

（3）哮喘患儿慎用。

（4）咳嗽如有痰,家长不应擅自给患儿服用右美沙芬。

（5）2 岁以下儿童不宜使用。

（6）因右美沙芬用药过量可引起神志不清、支气管痉挛、呼吸抑制,所以使用右美沙芬前应咨询医生或药师。

（7）不宜与乙醇及其他中枢神经抑制药物并用,因可增强对中枢的抑制作用。

（8）用药 7 天,如症状未缓解,应停药就医。

▶ **3. 右美沙芬有什么禁忌?**

(答)（1）有精神病史者禁用。

（2）对右美沙芬过敏者禁用。

▶ **4. 右美沙芬有什么不良反应?**

(答) 使用右美沙芬后可能会出现头晕、头痛、嗜睡、易激动、嗳气、食欲缺乏、便秘、恶心、皮肤过敏,停药后上述反应可自行消失。用药过量可引起神志不清、支气管痉挛、呼吸抑制。

▶ **5. 药师用药指导意见有哪些?**

(答) 右美沙芬混悬液使用前应充分振摇。

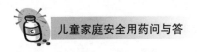

四、抗过敏药

（一）西替利嗪

▶ **1. 西替利嗪适用于什么情况？**

答 （1）季节性或常年性过敏性鼻炎。

（2）由过敏引起的荨麻疹及皮肤瘙痒。

▶ **2. 使用西替利嗪要注意什么？**

答 肾损害者用量应减半。过敏体质者慎用。

▶ **3. 西替利嗪有什么禁忌？**

答 对西替利嗪过敏者禁用，严重肾功能损害患儿禁用。

▶ **4. 西替利嗪有什么不良反应？**

答 不良反应轻微且多为一过性，有困倦、嗜睡、头痛、眩晕、激动口干及胃肠道不适等；偶有肝药酶指标轻度升高。

▶ **5. 药师用药指导意见有哪些？**

答 建议在晚餐期间用少量液体送服此药。

▶ **6. 安全使用常识有哪些？**

答 （1）该药适用于 2 岁以上儿童使用。

（2）西替利嗪不应与其他药物合用，如需同服，应咨询医生或药师。

（二）氯雷他定

▶ 1. 氯雷他定适用于什么情况?

(答) 缓解过敏性鼻炎的鼻部或非鼻部症状,如打喷嚏、流涕、鼻痒、眼痒及眼部烧灼感等。也用于减轻慢性荨麻疹及其他过敏性皮肤病的症状及体征。

▶ 2. 使用氯雷他定要注意什么?

(答)（1）肝功能不全者,应在医生指导下使用。

（2）肾功能不全者慎用。

（3）氯雷他定对心脏功能无影响,但偶有心律失常报道,有心律失常病史者应慎用。

（4）氯雷他定属于抗组胺药,能阻止或降低皮试的阳性反应发生,所以,在做皮试前约 48 小时,应停用该药。

▶ 3. 氯雷他定有什么禁忌?

(答) 已知对氯雷他定或本品中其他成分过敏者禁用。

▶ 4. 氯雷他定有什么不良反应?

(答) 常见的不良反应有乏力、头痛、嗜睡、口干、胃肠道不适（包括恶心、胃炎）及皮疹等;偶见健忘及晨起面部、肢端水肿;罕见的药品不良反应有视物模糊、血压降低或升高、晕厥、癫痫发作、乳房肿大、脱发、过敏反应、肝功能异常、心动过速、心悸、运动功能亢进、黄疸、肝炎、肝坏死、多形性红斑等。

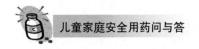

▶ **5. 药师用药指导意见有哪些?**

答 不良反应较多,应在医生指导下使用。同时使用其他药物,也应咨询医生或药师。

▶ **6. 安全使用常识?**

答 同时服用酮康唑、大环内酯类抗菌药(如阿奇霉素)、西咪替丁、茶碱等药物,会升高氯雷他定在血浆中的浓度,增加不良反应的发生,所以不能随意加用其他药品。

五、止泻药

(一)口服补液盐Ⅲ【处方药】

▶ **1. 口服补液盐Ⅲ适用于什么情况?**

答 用于防治腹泻、呕吐和经皮肤或呼吸道等液体丢失引起的轻、中度失水,可补充水、钾、钠和少量葡萄糖。

口服补液盐有3种,每种成分、比例不同。口服补液盐Ⅲ更适合婴幼儿预防脱水和轻、中度无循环衰竭脱水的液体补充。

▶ **2. 使用口服补液盐Ⅲ要注意什么?**

答 (1)用温水溶解后服用,不能直接服用袋内粉末,也不能用牛奶或果汁等其他液体代替水来溶解。

(3)一般不用于新生儿、早产儿。婴幼儿服用口服补液盐Ⅲ溶液时需少量多次给予,口服补液盐Ⅲ溶液期间,可正常哺乳或喂养。

(4)腹泻停止后应立即停用。如服用过量或出现严重药品不良反应,应立即就医。

（5）各种水肿性疾病、忌钠盐性疾病、高钾血症、高血糖症患儿慎用。

（6）严重失水或应用口服补液盐Ⅲ后失水无明显纠正者,需改为静脉补液,并及时就医。

（7）应注意到医院随访,检查血压、体重、血电解质（主要为Na^+和K^+）、失水体征、大便量。

（8）脑、肾、心功能不全及高钾血症患儿慎用,过敏体质者慎用。

（9）如正在使用其他药品,使用口服补液盐Ⅲ前应咨询医生或药师。

（10）口服补液盐Ⅲ属于处方药,必须经儿科医生诊断、开具处方后,经医院药房调配发药使用。

▶ 3. 口服补液盐Ⅲ有什么禁忌?

答 （1）葡萄糖吸收障碍。

（2）由于严重呕吐等原因不能口服者。

（3）肠梗阻、肠麻痹和肠穿孔。

▶ 4. 口服补液盐Ⅲ有什么不良反应?

答 （1）常见恶心、呕吐,多为轻度。常发生于开始服用时,此时可分次少量服用。

（2）高钠血症、水钠潴留。出现上述两种情况应立即停药。

▶ 5. 药师用药指导意见有哪些?

答 临用前,将5.125克1袋量溶解于250毫升温开水中,随时、少量多次服用。要根据患儿脱水程度和体重来控制服用的剂量。儿

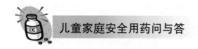

童一般开始时 50 毫升／千克体重,4 小时内服用,以后根据患儿脱水程度调整剂量直至腹泻停止。婴幼儿应用口服补液盐Ⅲ时需少量多次给予。

▶ **6. 安全使用常识有哪些?**

答 婴幼儿应用口服补液盐Ⅲ时须少量多次给予。

（二）蒙脱石散

▶ **1. 蒙脱石散适用于什么情况?**

答 用于儿童的急、慢性腹泻,食管、胃及十二指肠疾病引起的相关疼痛症状的辅助治疗。

▶ **2. 使用蒙脱石散要注意什么?**

答 （1）蒙脱石散可能影响其他药物的吸收,必须合用时在服用蒙脱石散之前 1 小时服用其他药物。

（2）治疗急性腹泻的同时应注意纠正脱水。

（3）如过量服用或出现严重药品不良反应,应立即就医。

（4）过敏体质者慎用。

（5）出现下列情况,使用蒙脱石散前应咨询医生或药师:需同服其他药品,尤其是抗菌药;正在使用其他药品;急性腹泻服用蒙脱石散 1 天后或慢性腹泻服用蒙脱石散 2~3 天后症状未改善。

（6）如出现便秘,可减少剂量继续服用。

▶ **3. 蒙脱石散有什么禁忌?**

答 （1）消化道有外科情况者(如手术处理等),顽固性便秘患儿禁用。

（2）已知对蒙脱石散及所含成分过敏者禁用。

▶ 4. 蒙脱石散有什么不良反应?

答 可出现轻微便秘。

▶ 5. 药师用药指导意见有哪些?

答 （1）将该药倒入半杯温开水（约50毫升）中混匀后快速服完，蒙脱石散剂不溶于水，加水配制后是混悬液，要搅匀后喝，不能只喝上清液。

（2）不同疾病服药时间不同，胃炎、结肠炎患儿应在饭前服用；腹泻患儿宜在两餐之间服用；胃食管反流、食管炎于饭后服用。

▶ 6. 为了好喂药,服用蒙脱石散（止泻药）时,可否只用少量水调配?

答 不可以。蒙脱石散的使用有讲究，每袋须加50毫升水，药物才能最好地发挥作用。

六、泻药

（一）乳果糖

▶ 1. 乳果糖适用于什么情况?

答 （1）用于慢性或习惯性便秘。

（2）预防和治疗各种肝病引起的高血氨症及高血氨所致的肝性脑病。

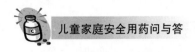

▶ **2. 使用乳果糖要注意什么?**

答 (1) 乳果糖不耐受者、糖尿病患儿慎用。

(2) 乳果糖疗效有个体差异,需调节剂量。

▶ **3. 乳果糖有什么禁忌?**

答 如果患儿已确诊有胃肠道梗阻,消化道穿孔或有消化道穿孔的风险,如溃疡性结肠炎、克罗恩病,半乳糖或果糖不耐受、乳糖酶缺乏、半乳糖血症、葡萄糖或半乳糖吸收不良,不能使用乳果糖。家长应将所有已确诊的疾病及正在接受的治疗方案告诉医生。

▶ **4. 乳果糖有什么药品不良反应?**

答 偶见腹部不适、胀气或腹痛;使用剂量大时,偶见恶心、呕吐;长期大量使用致腹泻时,可出现水电解质失衡。药品不良反应在减量或停药后消失。

▶ **5. 安全使用常识有哪些?**

答 乳果糖疗效有个体差异,需调节剂量。

(二) 开塞露

▶ **1. 开塞露适用于什么情况?**

答 用于便秘。

▶ **2. 使用开塞露要注意什么?**

答 部分便秘患儿长期使用开塞露会有一定的依赖性。如果患儿大便干燥难以排出,可以应急使用,但不要长期使用,避免减弱患儿肛门直肠敏感性,弱化排便反射。

▶ 3. 药师用药指导意见有哪些?

答 使用时,将容器顶端盖子拔去,刺破或剪开顶端注药口,确保注药口的开口光滑,挤出少许药液,润滑开口处,缓慢插入肛门,以免擦伤肛门或直肠,将药液挤入直肠,保留5分钟。

▶ 4. 安全使用常识有哪些?

答 (1)对开塞露过敏者禁用,过敏体质者慎用。

(2)开塞露性状发生改变时禁止使用。

(3)儿童必须在成人监护下使用。

(4)部分便秘患儿长期使用会有一定的依赖性,应注意使用。

七、益生菌制剂

(一)枯草杆菌二联活菌制剂(妈咪爱)

▶ 1. 枯草杆菌二联活菌制剂适用于什么情况?

答 适用于消化不良、食欲缺乏、营养不良、肠道菌群紊乱引起的腹泻、便秘、腹胀、肠道内异常发酵、肠炎、使用抗菌药引起的肠黏膜损伤等症。

▶ 2. 使用枯草杆菌二联活菌制剂要注意什么?

答 (1)冲服时的水温不得超过40℃。

（2）直接服用时,注意避免呛咳;小于 3 岁的婴幼儿,不宜直接服用。

（3）过敏体质者慎用。

（4）与抗菌药同服可减弱其疗效,二者应相隔 2 小时服用。

（5）铋剂、鞣酸、药用炭、酊剂等能抑制、吸附活菌,不能与枯草杆菌二联活菌制剂一起服用。也应避免与含有鞣酸的食物(如茶、柿子、葡萄、山楂)同时食用。

（6）枯草杆菌二联活菌制剂等益生菌不宜作为保健品长期服用,应在出现相关症状时使用。

▶ **3. 枯草杆菌二联活菌制剂有什么禁忌证?**

答 对枯草杆菌二联活菌制剂及其他微生态制剂过敏者禁用。

▶ **4. 枯草杆菌二联活菌制剂有什么不良反应?**

答 罕见有腹泻次数增加的现象,停药后可恢复。

▶ **5. 药师用药指导意见有哪些?**

答 （1）用低于 40℃的水或牛奶冲服。

（2）也可直接服用。小于 3 岁的婴幼儿不宜直接服用;3 岁以上幼儿如需直接服用,应注意避免呛咳。

▶ **6. 安全使用常识有哪些?**

答 （1）本品性状发生改变时禁止使用。

（2）儿童必须在成人监护下使用。

（3）不超过 25℃并避光保存。

（二）双歧杆菌、嗜酸乳杆菌、肠球菌三联活菌制剂

▶ **1. 双歧杆菌、嗜酸乳杆菌、肠球菌三联活菌制剂适用于什么情况?**

答 主治因肠道菌群失调引起的急慢性腹泻等。治疗慢性腹泻和轻、中度急性腹泻及消化不良、腹胀,以调节肠道功能。对缓解便秘也有较好疗效。

▶ **2. 使用双歧杆菌、嗜酸乳杆菌、肠球菌三联活菌制剂应注意什么?**

答 （1）餐后半小时服用。

（2）宜用低于 40℃ 的水或牛奶送服。

（3）婴幼儿服用片剂时,可以将药片碾碎,放入温水或温牛奶中溶解后服用,也可以让有咀嚼能力的幼儿直接嚼服。

（4）本品不宜与抗菌药同时服用,如需服用,二者须相隔 2 小时服用。

▶ **3. 双歧杆菌、嗜酸乳杆菌、肠球菌三联活菌制剂有什么禁忌?**

答 对微生态制剂过敏者禁用。

▶ **4. 药师用药指导意见有哪些?**

答 婴幼儿可剥开胶囊倒出药粉溶于温（约 40℃）牛奶中服用。

▶ **5. 安全使用常识有哪些?**

答 （1）应在干燥、避光、冷处(2~8℃)保存。

（2）当本品性状发生改变时禁用。

（3）散剂开袋后应尽快服用。

（4）儿童必须在成人监护下使用。

（5）如服用过量或发生严重不良反应,应立即就医。

八、抗菌药

（一）阿莫西林【处方药】

▶ **1. 阿莫西林(片、胶囊)适用于什么情况?**

（答）阿莫西林主要用于敏感菌所致的下列感染：尿路感染、上呼吸道感染、支气管炎、肺炎、中耳炎、口腔感染等。

▶ **2. 使用阿莫西林时要注意什么?**

（答）（1）服用前确认患儿是否有青霉素过敏史,并确认是否进行过青霉素皮肤试验且结果为阴性。

（2）阿莫西林可空腹或餐后口服给药。

（3）阿莫西林停止服用3天后重新服用需再做青霉素皮试。

（4）阿莫西林属于处方药,必须经儿科医生诊断、开具处方后,经医院药房调配发药使用。

▶ **3. 阿莫西林有什么禁忌和不良反应?**

（答）（1）禁忌：青霉素过敏及青霉素皮试阳性患者禁用。

（2）不良反应：① 皮疹是最常见的不良反应,多发生于用药后5天,呈荨麻疹或斑丘疹;② 可发生间质性肾炎;③ 少见抗菌药相关性肠炎;④ 偶见过敏性休克;⑤ 婴儿服用阿莫西林后可出现颅内压增高,表现为前囟隆起。

（二）阿莫西林克拉维酸钾【处方药】

▶ 1. 阿莫西林克拉维酸钾适用于什么情况?

答 阿莫西林克拉维酸钾主要用于治疗某些特定细菌所致的感染,包括:呼吸道感染、中耳炎、泌尿生殖道感染、腹部感染、蜂窝织炎、动物咬伤、重症牙周感染、骨髓炎。

▶ 2. 使用阿莫西林克拉维酸钾要注意什么?

答（1）服用前确认患儿是否有青霉素过敏史,并确认是否进行过青霉素皮试且结果为阴性。

（2）长期或大剂量使用阿莫西林克拉维酸钾者,应定期检查肝、肾、造血系统功能和检测血清钾或钠。

（3）阿莫西林克拉维酸钾属于处方药,必须经儿科医生诊断、开具处方后,经医院药房调配发药使用。

▶ 3. 阿莫西林克拉维酸钾有什么禁忌?

答 青霉素过敏及青霉素皮试阳性患者禁用;既往因青霉素或者阿莫西林克拉维酸钾引起的黄疸或肝功能不全者禁用;传染性单核细胞增多症患者禁用。

▶ 4. 阿莫西林克拉维酸钾有什么不良反应?

答（1）皮疹是最常见的不良反应,多发生于用药后 5 天,呈荨麻疹或斑丘疹。

（2）可发生间质性肾炎。

（3）少见抗菌药相关性肠炎。

（4）偶见过敏性休克。

（5）婴儿服用阿莫西林克拉维酸钾后可出现颅内压增高,表现为前囟隆起。

（三）头孢氨苄【处方药】

▶ **1. 头孢氨苄(干混悬剂/片/颗粒/胶囊)适用于什么情况?**

(答) 头孢氨苄用于敏感细菌引起的轻、中度感染：① 扁桃体炎、扁桃体周围炎、咽喉炎、支气管炎和肺炎;② 急性及慢性肾盂肾炎、膀胱炎、前列腺炎及泌尿生殖系感染;③ 中耳炎、外耳炎、鼻窦炎;④ 颌面部及口腔感染;⑤ 眼科感染;⑥ 皮肤软组织感染等。

▶ **2. 使用头孢氨苄要注意什么?**

(答) （1）服用前确认患儿是否有头孢菌素类药物、青霉素类药物及其他药物过敏史。对头孢菌素过敏者及有青霉素过敏性休克或即刻反应史者禁用。

（2）有胃肠道疾病史的患者,尤其有溃疡性结肠炎、局限性肠炎或抗菌药相关性结肠炎者及肾功能减退者应慎用。

（3）肾功能减退者使用须减量。

（4）头孢氨苄属于处方药,必须经儿科医生诊断、开具处方后,经医院药房调配发药使用。

▶ **3. 头孢氨苄有什么不良反应?**

(答) （1）恶心、呕吐、腹泻和腹部不适较为多见。

（2）皮疹、药物热等过敏反应。

（3）头晕、复视、耳鸣、抽搐等神经系统反应。

（4）应用期间偶可出现肾损害、肝药酶指标异常等。

（5）罕见溶血性贫血,中性粒细胞减少也有报道。

▶ 4. 头孢氨苄有什么禁忌?

对头孢菌素过敏者及有青霉素过敏性休克或即刻反应史者禁用。

（四）头孢呋辛酯【处方药】

▶ 1. 头孢呋辛酯(干混悬剂/片/颗粒/胶囊)适用于什么情况?

（答）用于敏感细菌所致的轻症感染,包括急性咽炎或扁桃体炎、急性中耳炎、上颌窦炎、支气管炎、单纯性尿路感染、皮肤软组织感染及单纯性淋病奈瑟球菌尿道炎。

▶ 2. 使用头孢呋辛酯要注意什么?

（答）（1）服用前确认患儿是否有头孢菌素类药、青霉素类药及其他药物过敏史。对头孢菌素过敏者及有青霉素过敏性休克或即刻反应史者禁用。对青霉素类药过敏者应慎用头孢呋辛酯。

（2）肾功能减退者慎用,肾功能不全者应减少剂量,在医生指导下使用。

（3）应于餐后服用,以增加吸收,提高血药浓度,并减少胃肠道反应。

（4）片剂、胶囊剂不宜压碎后使用,应整片吞服,5岁以下患儿宜服用头孢呋辛酯干混悬剂。

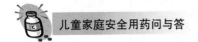

（5）头孢呋辛酯属于处方药,必须经儿科医生诊断、开具处方后,经医院药房调配发药使用。

▶ **3、头孢呋辛酯有什么禁忌?**

（答）对头孢呋辛酯及其他头孢菌素类药物过敏者、有青霉素过敏性休克或即刻反应史者及胃肠道吸收障碍者禁用。

▶ **4. 头孢呋辛酯有什么不良反应?**

（答）（1）常见腹泻、恶心、呕吐等胃肠反应。

（2）少见皮疹、药物热等过敏反应。

（3）偶见抗菌药相关性肠炎、嗜酸粒细胞增多、血胆红素升高、血红蛋白降低、肾功能改变等。

（五）头孢克肟【处方药】

▶ **1. 头孢克肟(干混悬剂/片/颗粒/胶囊)适用于什么情况?**

（答）头孢克肟用于敏感菌引起的下列轻、中度感染：① 支气管炎、支气管扩张合并感染、肺炎;② 单纯性尿路感染、淋病奈瑟菌性尿道炎;③ 细菌性胆囊炎、胆管炎;④ 细菌性咽炎、化脓性扁桃体炎和猩红热;⑤ 中耳炎、鼻窦炎等。

▶ **2. 使用头孢克肟要注意什么?**

（答）（1）用药前应考虑药物过敏史,青霉素类药过敏者有可能对头孢克肟过敏。

（2）肾功能不全患者应调整用药剂量。

（3）对青霉素类药有过敏史者,支气管哮喘、皮疹、荨麻疹等过敏体质者,严重肾功能障碍患者慎用。

（4）头孢克肟对小于 6 个月的儿童的安全性和有效性尚未确定。

（5）头孢克肟属于处方药,必须经儿科医生诊断、开具处方后,经医院药房调配发药使用。

▶ 3. 头孢克肟有什么不良反应?

（答）（1）主要药品不良反应有腹泻等消化道反应、皮疹。

（2）偶见肝功能指标升高、尿素氮升高、嗜酸性粒细胞增多等。

（3）罕见过敏性休克、血小板减少等。

▶ 4. 头孢克肟有哪些禁忌?

（答）对头孢克肟及其成分或其他头孢菌素类药过敏者、有青霉素过敏性休克或即刻反应史者及胃肠道吸收障碍者禁用。

（六）阿奇霉素【处方药】

▶ 1. 阿奇霉素（干混悬剂/片/颗粒/胶囊）适用于什么情况?

（答）阿奇霉素主要用于社区获得性呼吸道感染,包括:① 敏感细菌所致的轻、中度肺炎,某些病原体所致的肺炎;② 单纯性皮肤软组织感染。

▶ 2. 使用阿奇霉素要注意什么?

（答）（1）餐前 1 小时或餐后 2 小时服药。

（2）阿奇霉素属于处方药,必须经儿科医生诊断、开具处方后,经医院药房调配发药使用。

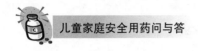

▶ **3. 阿奇霉素有什么药品不良反应?**

答 主要药品不良反应有胃肠道反应,如消化不良、胃肠胀气、腹泻。偶可出现肝功能异常、外周血白细胞下降、头痛、嗜睡、支气管痉挛、心律不齐、室性心动过速。

▶ **4. 阿奇霉素有哪些禁忌?**

答 对阿奇霉素、红霉素等大环内酯类药过敏者禁用。

九、抗病毒药

(一) 奥司他韦【处方药】

▶ **1. 奥司他韦(颗粒、胶囊)适用于什么情况?**

答 奥司他韦主要用于:① 成人和 1 岁及 1 岁以上儿童的甲型和乙型流感的治疗。② 用于成人和 13 岁及 13 岁以上青少年的甲型和乙型流感的预防。

▶ **2. 使用奥司他韦要注意什么?**

答 (1) 预防用药应尽早使用,与流感患者接触后应于 2 天内使用。

(2) 奥司他韦不能取代流感疫苗。

(3) 只有确证社区存在流感流行时,才用于预防和治疗。

(4) 严重肾衰患者不推荐使用。

(5) 有来自日本的报道,使用奥司他韦治疗的流感患儿发生自我伤害和谵妄事件。因此,在使用奥司他韦治疗期间,应该对患儿的异常行为进行密切观察。

（6）三价灭活流感疫苗可以在服用奥司他韦前后的任何时间使用。

（7）奥司他韦属于处方药,必须经儿科医生诊断、开具处方后,经医院药房调配发药使用。

十、维生素类

（一）维生素 A

▶ 1. 维生素 A 适用于什么情况?

(答)（1）用于预防和治疗维生素 A 缺乏病,如夜盲症、眼干燥症、角膜软化症及皮肤粗糙等。

（2）预防麻疹相关的皮肤损害。

▶ 2. 使用维生素 A 要注意什么?

(答)（1）婴幼儿对大量或超量维生素 A 较敏感,应谨慎使用。

（2）慢性肾功能减退时慎用。

（3）长期大剂量应用时应随访监测暗适应、眼震颤电动图、血浆胡萝卜素及血清视黄醇水平。

（4）大剂量应用时可能出现红细胞和白细胞计数下降、红细胞沉降率增快、凝血酶原时间缩短。

（5）对维生素 A 过敏者禁用,过敏体质者慎用。

（6）如需用药,应咨询医生或药师。

▶ 3. 维生素 A 有什么禁忌?

(答)肾衰患者禁用。

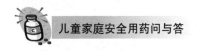

▶ **4. 维生素 A 有什么不良反应?**

答 (1) 长期过量摄入可引起慢性中毒,甚至死亡。

(2) 急性中毒可发生于大量摄入维生素 A(婴幼儿超过30万 U)6 小时后,表现为异常激动、头晕、嗜睡、剧烈头痛、复视。

(3) 婴儿可出现前囟门隆起、激惹、惊厥、呕吐等颅内压增高的表现。

▶ **5. 药师用药指导意见有哪些?**

答 (1) 胶囊型滴剂服用方法:将软胶囊尖端开口后,滴入口中(开口方法:可将胶囊尖端在热水中浸泡 30 秒,使胶皮融化或直接剪开尖端);较大儿童也可直接嚼服胶丸。

(2) 如正在使用其他药品,使用维生素 A 前请咨询医生或药师。

▶ **6. 安全使用常识有哪些?**

答 (1) 必须按医生规定的剂量服用,不得超量服用,婴幼儿不宜大量使用,1 次服 7.5 万~30 万 U,可于数小时内发生急性中毒(尤以 6 个月至 3 岁的婴儿发生率最高)。

(2) 如服用过量或出现严重药品不良反应,应立即就医。

▶ **7. 每日服用维生素 A 可以预防儿童近视吗?**

答 维生素 A 对眼睛有益处,但并不能预防近视。而且长期大量服用会引起慢性中毒,使用维生素 A 前应咨询医生或药师。

（二）维生素 D_3

▶ **1. 维生素 D_3适用于什么情况?**

答 用于维生素 D 缺乏症的预防与治疗。

▶ **2. 使用维生素 D_3要注意什么?**

答 （1）维生素 D_3虽为非处方药,但应按处方医嘱用药。

（2）如正在使用其他药品,使用维生素 D_3前须咨询医生或药师。

（3）必须按推荐剂量服用,不可超量服用。

（4）对维生素 D_3过敏者禁用,过敏体质者慎用。

▶ **3. 维生素 D_3有什么不良反应?**

答 便秘、腹泻、持续性头痛、食欲减退、口内有金属味、恶心、呕吐、口渴、疲乏、无力、骨痛、尿混浊、惊厥、高血压、眼对光刺激敏感度增加、心律失常、偶有精神异常、皮肤瘙痒、肌痛、严重腹痛(有时误诊为胰腺炎)、夜间多尿、体重下降。

▶ **4. 药师用药指导意见有哪些?**

答 胶囊型滴剂使用方法:将软胶囊尖端开口后,滴入口中(开口方法:可将胶囊尖端在热水中浸泡 30 秒,使胶皮融化或直接剪开尖端);较大儿童(4 岁以上)也可直接嚼服胶丸。

（三）维生素 C(片/泡腾片/颗粒)

▶ **1. 维生素 C 适用于什么情况?**

答 用于维生素 C 的补充,主要用于预防和治疗维生素 C 缺乏症。

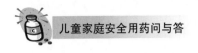

▶ **2. 使用维生素 C 需要注意什么?**

(答) （1）患有下列疾病的患儿慎用：溃疡病、半胱氨酸尿症、痛风、高草酸尿症、草酸盐沉积症、尿酸盐性肾结石、糖尿病、蚕豆病、铁粒幼细胞贫血或珠蛋白生成障碍性贫血（地中海贫血）、镰状细胞贫血。

（2）长期大量服用后,宜逐渐减量停药。

▶ **3. 维生素 C 有哪些禁忌?**

(答) 对维生素 C 过敏、肝性脑病者禁用。

▶ **4. 长期或大量服用维生素 C 有什么不良反应?**

(答) （1）长期大剂量口服（每日 2~3 克）,停药后可引起坏血病。

（2）长期大量口服有诱导性,可引发药物过敏、血液系统药品不良反应、糖尿病,偶可引起尿酸盐、半胱氨酸盐或草酸盐结石。

（3）大剂量使用（1 日>1 克）可引起腹泻、皮肤发红发亮、头痛、尿频、恶心、呕吐、胃痉挛等。

（4）过多服用维生素 C 咀嚼片可致牙釉质损坏。

▶ **5. 药师用药指导意见有哪些?**

(答) （1）维生素 C 泡腾片要溶解于 100~150 毫升凉开水或温开水中,等气泡完全消失、药片全部溶化,搅匀后服用。

（2）泡腾片不能直接吞服,因为泡腾片溶解需要大量的水,同时会产生大量的二氧化碳。如果孩子直接吃进嘴里,药片进入喉咙会将周围的水分吸收过来,同时产生二氧化碳,很容易导致儿童窒息。

（3）儿童要在家长的看护下使用,不能让儿童自行使用。

（四）维生素 B_1

▶ 1. 维生素 B_1适用于什么情况?

答 维生素 B_1主要用于预防和治疗维生素 B_1缺乏症。

▶ 2. 使用维生素 B_1需要注意什么?

答 对维生素 B_1过敏者禁用。

▶ 3. 维生素 B_1有哪些不良反应?

（1）偶见过敏反应,甚至过敏性休克。

（2）过量可出现头痛疲倦、烦躁、食欲缺乏、腹泻、水肿。

（五）维生素 B_2

▶ 1. 维生素 B_2适用于什么情况?

答 维生素 B_2主要用于预防和治疗核黄素缺乏所致的口角炎、唇炎、舌炎、眼结膜炎和阴囊炎等。

▶ 2. 使用维生素 B_2要注意什么?

答 （1）不宜与止吐药甲氧氯普胺合用。

（2）极低体重儿童慎用。

（3）对本药过敏者禁用。

（4）如需用药,应咨询医生或药师。

▶ 3. 维生素 B_2有什么不良反应?

答 偶有过敏反应,大量服用后尿液呈黄色或黄绿色,还可能引起类似甲状腺功能亢进症状。

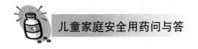

（六）复合维生素 B

▶ **1. 复合维生素 B 适用于什么情况?**

答 预防和治疗维生素 B 族缺乏所引起的各种病症,如厌食、营养不良、脚气病和糙皮病。

▶ **2. 使用复合维生素 B 要注意什么?**

答 （1）用于日常补充和预防时,宜用最低剂量。

（2）使用时,应咨询医生。

▶ **3. 复合维生素 B 有什么禁忌?**

答 对复合维生素 B 过敏者禁用。

▶ **4. 复合维生素 B 有什么不良反应?**

答 （1）大剂量服用可出现烦躁、疲倦、食欲缺乏等。

（2）偶见皮肤潮红、瘙痒。

▶ **5. 安全使用常识?**

答 （1）过敏体质者慎用。

（2）复合维生素 B 外观性状发生改变时禁止使用。

（3）儿童必须在成人监护下使用。

（4）如服用过量或出现严重不良反应,应立即就医。

▶ **6. 儿童可以长期服用复合维生素 B 吗?**

答 复合维生素 B 是常用的维生素补充制剂,但不可以长期使用,如果是治疗这类维生素缺乏症,应咨询医生后再用药。长期过量补充,可能会出现神经系统异常(精神烦躁、疲倦等)、皮肤潮红且瘙痒、尿液发黄等。

（七）维生素 B_6

▶ **1. 维生素 B_6 适用于什么情况?**

（答）（1）用于预防和治疗维生素 B_6 缺乏症,如脂溢性皮炎、唇干裂等。

（2）预防和治疗异烟肼中毒。

（3）治疗铁粒幼细胞贫血。

（4）用于新生儿遗传性维生素 B_6 依赖综合征。

▶ **2. 使用维生素 B_6 要注意什么?**

（答）（1）癫痫发作的新生儿慎用。

（2）过敏体质者慎用。

（3）如需用药应咨询医生,服用过量或出现严重不良反应,应立即就医。

▶ **3. 维生素 B_6 有什么禁忌?**

（答）对维生素 B_6 过敏者禁用。

▶ **4. 维生素 B_6 有什么不良反应?**

（答）维生素 B_6 在肾功能正常时几乎不产生毒性,但长期、过量应用可致严重的周围神经炎,出现神经感觉异常、步态不稳、手足麻木。

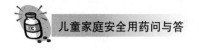

十一、补锌药

（一）葡萄糖酸锌

▶ **1. 葡萄糖酸锌适用于什么情况?**

答 用于治疗缺锌引起的营养不良、厌食症、异食癖、口腔溃疡、痤疮、儿童生长发育迟缓等。

▶ **2. 使用葡萄糖酸锌要注意什么?**

答 （1）应在确诊为缺锌症时使用,如需长期服用,必须在医生指导下使用。

（2）不宜空腹服用,宜餐后服用以减少胃肠道刺激。

（3）忌与钙盐、亚铁盐、青霉胺同时服用。

▶ **3. 使用葡萄糖酸锌有什么禁忌?**

答 对葡萄糖酸锌过敏者禁用。

▶ **4. 葡萄糖酸锌有什么不良反应?**

答 （1）个别可见胃部不适、恶心、呕吐、便秘、腹痛等消化道刺激症状。

（2）大剂量锌可引起铜缺乏,还可影响铁代谢,所以要注意用量。

（3）慢性中毒,表现为食欲缺乏、顽固性贫血。

▶ **5. 药师用药指导意见有哪些?**

答 （1）不宜空腹服用,应在餐后 30 分钟左右服用以减少胃肠道刺激。

（2）不宜与牛奶同服。

▶ 6. 安全使用常识有哪些?

(答)（1）对葡萄糖酸锌过敏者禁用,过敏体质者慎用。

（2）儿童必须在成人监护下使用。

（3）如服用过量或出现严重药品不良反应,应立即就医。

（4）如正在使用其他药品,使用葡萄糖酸锌前应咨询医生或药师。

▶ 7. 宝宝经常口腔溃疡,可补充葡萄糖酸锌吗?

(答) 应在确诊为缺锌症时才使用,如需长期服用,必须在医生指导下使用。

（二）硫酸锌

▶ 1. 硫酸锌适用于什么情况?

(答) 主要用于锌缺乏引起的食欲缺乏、贫血、生长发育迟缓、营养性侏儒等,也可用于结膜炎、口疮等辅助治疗。

▶ 2. 使用硫酸锌时要注意什么?

(答)（1）宜餐后服用,以减少胃肠道刺激。

（2）超量服用可出现中毒反应,表现如急性肠胃炎、恶心、呕吐、腹痛、腹泻。

（3）长期服用可通过测定血锌浓度调整剂量。

▶ 3. 硫酸锌有哪些禁忌?

(答) 消化道溃疡患者及对硫酸锌过敏者禁用。

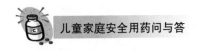

▶ **4. 硫酸锌有什么不良反应?**

答 （1）胃肠道刺激,口服可有轻度恶心、呕吐、便秘。

（2）偶见皮疹、胃肠道出血,罕见肠穿孔。

十二、补铁药

（一）琥珀酸亚铁

▶ **1. 琥珀酸亚铁适用于什么情况?**

答 用于各种原因（如慢性失血、营养不良、儿童发育期等）引起的缺铁性贫血的治疗及预防。

▶ **2. 使用琥珀酸亚铁要注意什么?**

答 （1）过敏体质者慎用。

（2）应用铁剂治疗期间,大便颜色发黑、大便隐血试验阳性,这是正常现象,停药后会消失,但应注意与上消化道出血相鉴别。

（3）治疗剂量不得长期使用,应在医生确诊为缺铁性贫血后使用,且治疗期间应定期检查血象和血清铁水平。

（4）酒精中毒、肝炎、急性感染、肠道炎症、胰腺炎等患者慎用;胃与十二指肠溃疡、溃疡性肠炎患者慎用。

（5）琥珀酸亚铁不应与浓茶同服;宜在餐后或餐时服用,以减轻胃部刺激。

（6）非缺铁性贫血,如珠蛋白生成障碍性贫血不伴缺铁时禁用。

▶ **3. 琥珀酸亚铁有什么禁忌?**

答 （1）对琥珀酸亚铁过敏者禁用。

（2）肝、肾功能严重损害,尤其伴有未经治疗的尿路感染者禁用。

（3）铁负荷过高、血色病或含铁血黄素沉着症患者禁用。

▶ 4. 琥珀酸亚铁有什么不良反应?

答 （1）可见胃肠道不良反应,如恶心、呕吐、上腹疼痛等。

（2）琥珀酸亚铁可减少肠蠕动,引起便秘。

（二）多糖铁复合物

▶ 1. 多糖铁复合物(胶囊)适用于什么情况?

答 用于治疗单纯性缺铁性贫血,主要用于年龄较大的能吞咽胶囊的儿童。

▶ 2. 使用多糖铁复合物(胶囊)时要注意什么?

答 （1）不得长期使用,应在医生确诊为缺铁性贫血后使用,且治疗期间应定期检查血象和血清铁水平。

（2）酒精中毒、肝炎、急性感染、肠道炎症、胰腺炎、胃与十二指肠溃疡、溃疡性肠炎患者慎用。

（3）多糖铁复合物不应与浓茶或者咖啡同服,否则,影响铁的吸收。宜在餐后或餐时服用,以减轻胃部刺激。

（4）服用多糖铁复合物可能产生黑便,是由于铁未完全吸收所致,不影响用药。

▶ 3. 多糖铁复合物(胶囊)有什么禁忌?

答 （1）铁负荷过高、血色病或含铁血黄素沉着症患者禁用。

（2）非缺铁性贫血(如地中海贫血)患者禁用。

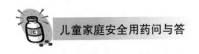

▶ **4. 多糖铁复合物(胶囊)有什么不良反应?**

(答) 罕见恶心、呕吐、胃肠刺激或便秘。

十三、补钙药

(一) 碳酸钙

▶ **1. 碳酸钙适用于什么情况?**

(答) 用于预防和治疗钙缺乏症及儿童钙的补充(有补钙指征)。

▶ **2. 使用碳酸钙要注意什么?**

(答) (1) 呕吐、腹泻等引起的脱水或低钾血症等电解质紊乱时慎用。

(2) 心、肾功能不全者慎用。

(3) 肾结石患者应在医生指导下使用。

▶ **3. 碳酸钙有什么禁忌?**

(答) (1) 高钙血症禁用。

(2) 高钙尿症禁用。

(3) 对碳酸钙过敏者禁用。

▶ **4. 碳酸钙有什么不良反应?**

(答) (1) 可见胃肠不适、嗳气、便秘。嗳气是碳酸钙与胃酸作用产生二氧化碳所致;便秘是由于大便中产生碳酸钙、磷酸钙较多引起。

(2) 偶可发生乳碱综合征,表现为高血钙、碱中毒及肾功能不全(因服用牛奶及碳酸钙或单用碳酸钙引起)。

（3）大剂量服用碳酸钙可发生高钙血症,并导致钙在眼结膜和角膜沉积。

（4）长期大量服用碳酸钙,因胃酸被中和,可引起胃酸分泌反跳性增高,并可发生高钙血症。

▶ **5. 安全使用常识有哪些?**

🈺 （1）过敏体质者慎用。

（2）儿童必须在成人监护下使用。

（3）如服用过量或出现严重药品不良反应,应立即就医。

（4）如正在使用其他药品,使用碳酸钙前应咨询医生或药师。

▶ **6. 药师用药指导意见有哪些?**

🈺 （1）用于补钙时,应在进餐时或饭后服用。

（2）大量进食富含纤维素的食物会抑制钙的吸收,应避免。

（3）对维生素 D 缺乏引起的低钙,应同时服用维生素 D。

（4）因与牛奶同服可能出现乳碱综合征,表现为高血钙、碱中毒及肾功能不全。应避免与牛奶同服。

（二）口服葡萄糖酸钙

▶ **1. 口服葡萄糖酸钙适用于什么情况?**

🈺 口服葡萄糖酸钙主要用于低钙血症、低钙性手足搐搦等。

▶ **2. 口服葡萄糖酸钙有什么禁忌?**

🈺 高钙血症、高钙尿症、含钙肾结石或有肾结石病史者禁用。

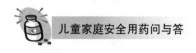

▶ 3. 口服葡萄糖酸钙要注意什么?

答 呕吐、腹泻等引起的脱水或低血钾症等电解质紊乱时慎用。

十四、眼科用药

(一) 氯霉素滴眼液【处方药】

▶ 1. 氯霉素滴眼液适用于什么情况?

答 氯霉素滴眼液主要用于由大肠杆菌、流感嗜血杆菌、克雷伯菌、金黄色葡萄球菌、溶血性链球菌和其他敏感菌所致的睑缘炎、结膜炎、角膜炎和沙眼等。

▶ 2. 使用氯霉素滴眼液要注意什么?

答 (1) 如使用 3~4 天不见症状改善,应立即停止使用并就医。

(2) 出现药品不良反应时应停止使用。出现口腔苦味为氯霉素本身味道所致,可以继续使用。

(3) 长期使用(超过 3 个月)可引起视神经炎或视盘炎,特别是在儿童中容易发生。长期应用氯霉素滴眼液的患者应事先做眼部检查,并密切注意患者的视功能改变和视神经炎的症状,一旦出现应当立即停药。

(4) 氯霉素滴眼液属于处方药,必须经眼科儿科医生诊断、开具处方后,经医院药房调配发药使用。

▶ 3. 氯霉素滴眼液有什么禁忌?

答 (1) 新生儿和早产儿禁用。

（2）对氯霉素过敏者禁用。

▶ 4. 氯霉素滴眼液有什么不良反应?

答 （1）偶见视力改变、眼痛、眼红或刺激感。

（2）口腔苦味。

（3）儿童用药后偶见再生障碍性贫血。

（二）氧氟沙星滴眼液【处方药】

▶ 1. 氧氟沙星滴眼液适用于什么情况?

答 氧氟沙星滴眼液主要用于治疗细菌性结膜炎、角膜炎、角膜溃疡和术后感染等外眼感染。

▶ 2. 使用氧氟沙星滴眼液时要注意什么?

答 （1）不推荐 1 岁以下儿童使用。

（2）不宜长期使用。

（3）使用中出现过敏样症状，应当立即停止使用。

（4）本药属于处方药，必须经医生诊断、开具处方后，经医院药房调配发药使用。

▶ 3. 氧氟沙星滴眼液有什么禁忌?

答 对本品或喹诺酮类药物（环丙沙星、左氧氟沙星等）过敏者禁用。

▶ 4. 氧氟沙星滴眼液有什么不良反应?

答 偶尔有辛辣似蜇样的刺激症状。

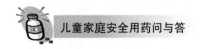

（三）妥布霉素滴眼液【处方药】

▶ **1. 妥布霉素滴眼液适用于什么情况？**

答 适用于外眼及眼附属器敏感菌株的抗感染治疗。

▶ **2. 使用妥布霉素滴眼液时要注意什么？**

答 （1）肾功能不全、肝功能异常、前庭功能或听力减退、失水、重症肌无力等患儿慎用。

（2）对氨基糖苷类药如链霉素、庆大霉素过敏的患者，对妥布霉素也可能过敏。若使用过程中出现过敏反应，应当立即停用。

（3）长期应用将导致非敏感菌株（对妥布霉素无效的细菌）的过度生长，甚至引起真菌感染。

（4）若患者同时接受氨基糖苷类药的全身用药，应当监测妥布霉素及氨基糖苷类药的血药浓度。

（5）妥布霉素滴眼液属于处方药，必须经医生诊断、开具处方后，经医院药房调配发药使用。

▶ **3. 妥布霉素滴眼液有什么禁忌？**

答 对妥布霉素滴眼液任何成分或其他氨基糖苷类药（如庆大霉素、阿米卡星）过敏者禁用。

▶ **4. 妥布霉素滴眼液有什么不良反应？**

答 偶有眼局部刺激反应，如眼睑发痒与红肿、结膜充血。罕见过敏反应。

（四）红霉素眼膏

▶ **1. 红霉素眼膏适用于什么情况?**

答 红霉素眼膏用于沙眼、结膜炎、角膜炎和睑缘炎等外眼及眼表细菌感染。

▶ **2. 使用红霉素眼膏要注意什么?**

答 用药部位如有烧灼感、眼痒、红肿等情况时,应当立即停药,并将局部药物洗净。

▶ **3. 红霉素眼膏有什么禁忌?**

答 对红霉素眼膏任何成分过敏者应禁用。

▶ **4. 红霉素眼膏有什么不良反应?**

答 涂眼后偶见眼痛、视力改变、持续性眼红或刺激症状,可发生过敏反应。

（五）阿昔洛韦滴眼液/眼膏【处方药】

▶ **1. 阿昔洛韦滴眼液/眼膏适用于什么情况?**

答 阿昔洛韦滴眼液/眼膏主要用于单纯疱疹病毒性角膜炎的治疗,其属于处方药,必须经医生诊断、开具处方后,经医院药房调配发药使用。

▶ **2. 使用阿昔洛韦滴眼液/眼膏时要注意什么?**

答 （1）小儿慎用。

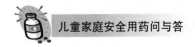

（2）滴眼液若有结晶析出，须将容器置于温水中，待结晶溶化后使用。

▶ 3. 阿昔洛韦滴眼液/眼膏有什么禁忌?

（答）对阿昔洛韦滴眼液、眼膏过敏者禁用。

▶ 4. 阿昔洛韦滴眼液/眼膏有什么不良反应?

（答）可引起轻度疼痛和烧灼感。

（六）更昔洛韦滴眼液/眼膏【处方药】

▶ 1. 更昔洛韦滴眼液/眼膏适用于什么情况?

（答）更昔洛韦滴眼液/眼膏用于单纯疱疹性角膜炎。

▶ 2. 使用更昔洛韦滴眼液/眼膏时要注意什么?

（答）（1）精神病患者及神经中毒症状者慎用。

（2）严禁过量用药。

（3）更昔洛韦滴眼液/眼膏属于处方药，必须经医生诊断、开具处方后，经医院药房调配发药使用。

▶ 3. 更昔洛韦滴眼液/眼膏有什么禁忌?

（答）对更昔洛韦滴眼液、眼膏过敏者禁用。

▶ 4. 更昔洛韦滴眼液/眼膏有什么不良反应?

（答）可引起轻度刺激、眼睑水肿、结膜充血、疼痛和烧灼感。少数有过敏现象。

（七）四环素可的松眼膏【处方药】

▶ 1. 四环素可的松眼膏适用于什么情况?

答 四环素可的松眼膏用于过敏性结膜炎、虹膜炎、巩膜炎等。

▶ 2. 使用四环素可的松眼膏要注意什么?

答 （1）长期频繁使用可致糖皮质激素性高眼压症或青光眼、白内障和眼部真菌感染。

（2）角膜、巩膜溃疡者涂用后可能会引起穿孔。

（3）四环素可的松眼膏属于处方药,必须经医生诊断、开具处方后,经医院药房调配发药使用。

▶ 3. 四环素可的松眼膏有什么禁忌?

答 （1）对四环素可的松眼膏任何成分过敏者禁用。

（2）真菌性角膜溃疡、单纯疱疹病毒性角膜炎患者禁用。

▶ 4. 四环素可的松眼膏有什么不良反应?

答 （1）使用后有眼局部刺激症状。

（2）长期频繁使用后可引起糖皮质激素性高眼压症或青光眼、白内障、眼部真菌感染。

（八）泼尼松龙滴眼液【处方药】

▶ 1. 泼尼松龙滴眼液适用于什么情况?

答 泼尼松龙滴眼液主要用于需要短期抗炎治疗的眼部疾病,如严重的过敏性结膜炎、虹膜炎、葡萄膜炎。

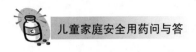

▶ **2. 使用泼尼松龙滴眼液要注意什么?**

答 （1）有单纯疱疹病毒性角膜炎病史者、急性化脓性感染患者慎用。

（2）长期用药后若出现眼部慢性炎症的表现,应当考虑到角膜真菌感染的可能。如果发生二重感染,应当立即停药,并进行适当的治疗。

（3）青光眼患者慎用,在治疗过程中监测眼压。

（4）长期滴用可继发白内障、角膜变薄。

（5）如果用药后 7 天内病情无改善,则应当停药。

（6）婴儿长期使用泼尼松龙滴眼液可发生肾上腺功能抑制。

（7）炎症控制时减少用药频次,不宜中途停止治疗,应逐步减量停药。

（8）泼尼松龙滴眼液属于处方药,必须经医生诊断、开具处方后,经医院药房调配发药使用。

▶ **3. 泼尼松龙滴眼液有什么禁忌?**

答 （1）未进行抗感染治疗的急性化脓性眼部感染患者。

（2）单纯性或溃疡性角膜炎、结膜和角膜病毒性感染、眼部结核、眼部真菌感染的患者。

（3）牛痘、水痘等感染性疾病患者。

▶ **4. 泼尼松龙滴眼液有什么不良反应?**

答 （1）继发眼部真菌和病毒感染。在一些角膜及巩膜变薄的患者中长期使用时,可能会导致眼球穿孔。

（2）长期或大剂量眼部使用可导致后囊膜下白内障。

（3）长期大量使用可延迟角、巩膜伤口的愈合。

（4）泼尼松龙滴眼液可引起糖皮质激素性高眼压症或青光眼。

（5）滴眼后可有暂时的刺痛、烧灼感、瞳孔散大、屈光变化、上睑下垂、结膜水肿、眼睑水肿、浅层点状角膜病变。

（6）长期应用可发生视神经损伤、视力下降和视野缺损。

十五、鼻部用药

（一）布地奈德鼻喷雾剂

▶ 1. 布地奈德鼻喷雾剂适用于什么情况?

(答) 布地奈德鼻喷雾剂主要用于预防、治疗 6 岁以上儿童季节性和常年性的变态反应鼻炎,常年性非变态反应性鼻炎、鼻窦炎。

▶ 2. 使用布地奈德鼻喷雾剂时要注意什么?

(答) （1）肺结核、伴有鼻部真菌感染和疱疹的患者慎用。

（2）长期使用高剂量治疗的儿童和青少年可能引起生长发育迟缓。

（3）布地奈德鼻喷雾剂仅用于鼻腔,不得接触眼睛,若接触眼睛,须立即用水清洗。

（4）获得预期效果后,减少用量至控制症状的最小剂量。

（5）如需用药,应咨询医生或药师。

（6）不推荐 6 岁以下儿童使用布地奈德鼻喷雾剂。

▶ 3. 布地奈德鼻喷雾剂有什么不良反应?

(答) （1）局部症状,鼻干、打喷嚏。

（2）轻微的血性分泌物或鼻出血。

（3）皮肤反应，如荨麻疹、皮疹、皮炎、血管性水肿等。

（4）极少数患者发生溃疡和鼻中隔穿孔。

（二）羟甲唑啉滴鼻液

▶ 1. 羟甲唑啉滴鼻液适用于什么情况？

答 羟甲唑啉滴鼻液用于急性鼻炎、慢性鼻炎、鼻窦炎、过敏性鼻炎。

▶ 2. 羟甲唑啉滴鼻液有什么不良反应？

答 （1）滴鼻过频易致反跳性鼻充血，久用可致药物性鼻炎。

（2）轻微烧灼痛、针刺感、鼻黏膜干燥、头痛、头晕、心率加快等。

（3）罕见过敏反应。

▶ 3. 使用羟甲唑啉滴鼻液时要注意什么？

答 （1）使用羟甲唑啉滴鼻液时不能同时使用其他收缩血管类滴鼻剂。

（2）严格按推荐用量使用，连续应用不宜超过 7 天，如需继续使用，应咨询医生。

▶ 4. 羟甲唑啉滴鼻液有什么禁忌？

答 （1）萎缩性鼻炎、鼻腔干燥患者禁用。

（2）2 岁以下儿童禁用，2 岁以上儿童应在医生指导下使用。

（3）对羟甲唑啉滴鼻液过敏者禁用。

（三）左卡巴斯汀鼻喷雾剂

▶ **1. 左卡巴斯汀鼻喷雾剂适用于什么情况?**

答 左卡巴斯汀鼻喷雾剂适用于过敏性鼻炎。

▶ **2. 左卡巴斯汀鼻喷雾剂有什么不良反应?**

答 可能会产生暂时而轻微的局部刺激(鼻刺痛和烧灼感),罕见过敏反应。

▶ **3. 使用左卡巴斯汀鼻喷雾剂要注意什么?**

答 12 岁以下儿童不宜用左卡巴斯汀鼻喷雾剂。

▶ **4. 左卡巴斯汀鼻喷雾剂有什么禁忌?**

答 对左卡巴斯汀鼻喷雾剂中所含成分过敏者禁用。如需用药,应咨询医生或药师。

十六、外用药

（一）莫匹罗星软膏

▶ **1. 莫匹罗星软膏适用于什么情况?**

答 莫匹罗星软膏为局部外用抗菌药,适用于革兰氏阳性球菌引起的皮肤感染。例如,脓疱病、疖肿、毛囊炎等原发性皮肤感染及湿疹合并感染、小面积的浅表性创伤合并感染等继发性皮肤感染。

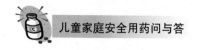

▶ **2. 使用莫匹罗星软膏时要注意什么？**

答 （1）仅供皮肤用药，不可用于眼部、鼻、口等黏膜部位，误入眼内即用水冲洗。

（2）如使用 1 个疗程后症状无好转或加重，应立即去医院就医。

（3）感染面积较大者，应到医院就医。

（4）过敏体质者慎用。

▶ **3. 莫匹罗星软膏有什么禁忌？**

答 对莫匹罗星或其他成分过敏者禁用。

▶ **4. 莫匹罗星软膏有什么不良反应？**

答 局部应用一般少见不良反应。常见不良反应为局部烧灼感；偶见的不良反应为瘙痒、红斑、蜇刺感或干燥等。一般无须停药。如果出现严重的皮肤刺激，应停止使用，擦净软膏并尽快到医院就诊。

▶ **5. 药师安全用药指导意见有哪些？**

答 （1）莫匹罗星软膏应外用，局部涂于患处。必要时，患处可用敷料包扎或敷盖，每日 3 次，5 天 1 个疗程，必要时可重复 1 个疗程。连续外用不应超过 10 天。

（2）不要与其他乳液、乳膏或软膏类药品同时混用，避免因稀释而影响治疗效果。

▶ **6. 孩子烫伤了可以涂莫匹罗星软膏（百多邦软膏）吗？**

答 莫匹罗星软膏是抗菌药外用药膏，适用于皮肤感染，不用于治疗一般的烫伤,没感染细菌的烫伤无需用。烫伤建议使用专用的烫伤膏之类的药物治疗,严重烫伤应及时就诊。

(二) 高锰酸钾外用片

▶ 1. 高锰酸钾外用片适用于什么情况?

答 高锰酸钾用于创面、溃疡面或化脓性皮肤损害等的清洁、除臭及痔疮坐浴等。对红皮病或大面积感染皮损者可供浸浴用。

▶ 2. 高锰酸钾外用片有什么禁忌?

答 严禁口服,可致口腔黏膜腐蚀、水肿,胃肠道出血,肝肾功能损害。

▶ 3. 高锰酸钾外用片有什么不良反应?

答 高锰酸钾外用片溶解后的高浓度溶液对皮肤有腐蚀和刺激作用。

▶ 4. 使用高锰酸钾外用片时要注意什么?

答 (1) 严禁口服,不能直接使用,水溶解配成规定浓度的溶液后使用。

(2) 溶液应新鲜配制,久置或加温可迅速失效。

(3) 儿童一般应用 1∶5 000 高锰酸钾溶液,即将 0.1 g 加入 500 毫升温水中,溶解完全后使用。

(4) 切勿误入眼中,以免损伤。

(5) 不要长期使用,因频繁使用对皮肤黏膜有刺激。

(6) 使用后皮肤会着色,停用后可逐渐消失。

(7) 高浓度对皮肤有腐蚀和刺激作用。

(8) 高锰酸钾结晶及其高浓度溶液有腐蚀性和刺激性,家长应

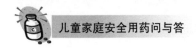

该妥善保管，放置在孩子接触不到的地方，以防孩子误服引发伤害。

（9）对本品过敏者禁用，过敏体质者慎用。

（10）对器皿有一定的染色作用。

▶ 5. 高锰酸钾外用片的使用方法？

答 以高锰酸钾外用片配制水溶液外用。

（1）用于清洗创面：0.01%溶液；用于坐浴、浸浴等：0.02%溶液。

（2）急性皮肤病或急性湿疹伴继发感染：0.025%溶液，湿敷；冲洗溃疡或脓疡、处理蛇咬伤：0.1%溶液。

▶ 6. 安全使用常识有哪些？

答 不可与碘化物、有机物接触或并用。尤其是晶体，否则容易发生爆炸。

▶ 7. 药师用药指导意见有哪些？

答 （1）高锰酸钾水溶液久置失效，故应临用前用温水配制，并立即使用。

（2）高锰酸钾外用片不可直接与皮肤接触。配制时不可用手直接接触高锰酸钾外用片，以免被腐蚀或染色。切勿误入眼中。

（3）用药部位如有烧灼感、红肿等，应停止用药，并将局部药物洗净。

（三）醋酸氢化可的松软膏

▶ 1. 醋酸氢化可的松软膏适用于什么情况？

答 用于过敏性皮炎、湿疹、神经性皮炎、脂溢性皮炎及瘙痒症等。

▶ **2. 醋酸氢化可的松软膏有什么不良反应?**

答 长期使用可致皮肤萎缩、毛细血管扩张、色素沉着及继发感染。偶见过敏反应。

▶ **3. 使用氢化可的松软膏时要注意什么?**

答 (1)涂于患处,轻揉片刻,不宜大面积、长期使用;用药1周后症状未缓解,应咨询医生。

(2)用药部位如有烧灼感、红肿等情况,应停止用药,并将局部药物洗净。

(3)放在儿童不能接触到的地方,儿童须在成人监护下使用。

(4)儿童需慎用。

▶ **4. 醋酸氢化可的松软膏有什么禁忌?**

答 (1)感染性皮肤病禁用;不得用于皮肤破溃处。

(2)对醋酸氢化可的松过敏者禁用。

▶ **5. 宝宝脸上经常长湿疹,可以长期涂醋酸氢化可的松软膏吗?**

答 醋酸氢化可的松软膏长期外用于面部,可发生毛细血管扩张等药品不良反应。因此,不宜长期使用,并避免全身大面积使用。用药一周后症状未缓解,应向医生咨询。

(四)炉甘石洗剂

▶ **1. 炉甘石洗剂适用于什么情况?**

答 可用于痱子、湿疹。

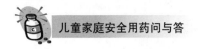

▶ **2. 哪些情况不能使用炉甘石洗剂?**

（1）皮肤破溃：如果宝宝的皮肤已经出现了破溃流水、有明显渗出时，不能使用，因会加重皮肤破溃。

（2）对药物成分过敏：炉甘石洗剂的主要成分有炉甘石、氧化锌、甘油，对其中一种成分过敏都不应使用。

▶ **3. 使用炉甘石洗剂时要注意什么?**

答 （1）局部外用，用时需摇匀，避免接触眼睛和其他黏膜（如口、鼻等）。

（2）头发等体毛较长部位一般不用。有显著糜烂、渗出部位的皮肤损害者不宜应用。

（3）放在儿童不能接触的地方，儿童须在成人监护下使用。

（4）过敏体质者慎用。

（5）药物性状发生改变时不得使用。

▶ **4. 炉甘石洗剂有什么禁忌?**

答 对炉甘石洗剂过敏者禁用，有显著糜烂、渗出部位不宜使用。

▶ **5. 炉甘石洗剂有什么不良反应?**

答 炉甘石洗剂有较强的收敛作用，可使皮肤变得干燥。寒冷季节不宜大面积涂用，否则易受凉。

（五）氧化锌软膏

▶ **1. 氧化锌软膏适用于什么情况?**

答 用于急性或亚急性皮炎、湿疹、痱子及轻度、小面积的皮肤溃疡。

▶ 2. 使用氧化锌软膏时要注意什么?

答 （1）对有渗出的皮损,宜先做湿敷。

（2）使用糊剂或油剂前,可先用纱布蘸液状石蜡或植物油清洁皮损表面。

（3）头皮、外阴部位涂药时需将毛发剪短。

（4）勿接触眼内。

（5）用药部位如有烧灼感、瘙痒、红肿等情况应停药,并将局部药物洗净。

▶ 3. 氧化锌软膏有什么禁忌?

答 对氧化锌软膏过敏者禁用。

▶ 4. 使用氧化锌软膏有什么不良反应?

答 偶见过敏反应。

▶ 5. 氧化锌软膏可以用于宝宝红屁股吗?

答 氧化锌软膏适用于急性或亚急性皮炎、湿疹、痱子及轻度、小面积皮肤溃烂。可用温水清洗臀部后,吸干或风吹干,擦氧化锌软膏,但每天不宜超过两次,也不适宜长期使用。

吴玮哲　袁明慧　杨敏婷　王穗琼

祁俊华　王铁桥　吴钦水　徐露珍

【参考文献】

国家药典委员会,2015.临床用药须知(化学药与生物制品卷2015年版)[M].北京:中国医药科技出版社.

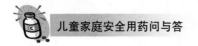

世界卫生组织.《儿童基本药物目录(第七版)》,2019 年.

《中国国家处方集》编委会,2013.中国国家处方集(化学药品与生物制品卷·儿童版)[M].北京:人民军医出版社.